U0218505

大脑是
如何学习的

教育神经科学中的
高效学习法

脳はどのように学ぶのか

教育×神経科学からのヒント

[日] 乾信之 著　周艳芳 译

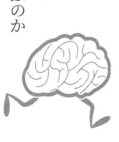

机械工业出版社
CHINA MACHINE PRESS

本书的目标在于呈现最新的神经科学证据趋势，以及从教育学科和教育原则的视角对如何提升学习效率进行重新解读；基于大脑功能对人类的发展和教育进行了相当大的跨越性讨论，借助丰富的神经科学知识对人类教育进行探讨。从神经科学的角度为师范院校、教育专业和心理学系的本科生和研究生、大学教师、中小学教师以及养育孩子的人提供了一些启示。本书共分为 3 个部分：第 1 部分聚焦于从大脑功能的角度重新审视"学习"，第 2 部分聚焦于从大脑功能的角度重新审视"学习效率"，第 3 部分聚焦于年龄对学习的影响。

Original Japanese title：NO WA DONOYONI MANABUNOKA

Copyright © 2023 Nobuyuki Inui

Original Japanese edition published by Kyoto University Press

Simplified Chinese translation rights arranged with Kyoto University Press through The English Agency（Japan）Ltd. and Shanghai To-Asia Culture Co.,Ltd.

北京市版权局著作权合同登记号　图字：01 - 2023 - 5140

图书在版编目（CIP）数据

大脑是如何学习的：教育神经科学中的高效学习法 /
（日）乾信之著；周艳芳译.—北京：机械工业出版社，
2024.5

ISBN 978 - 7 - 111 - 75663 - 7

Ⅰ.①大… Ⅱ.①乾… ②周… Ⅲ.①脑科学-应用-学习方法-研究　Ⅳ.①R338.2 ②G791

中国国家版本馆 CIP 数据核字（2024）第 081633 号

机械工业出版社（北京市百万庄大街 22 号　邮政编码 100037）
策划编辑：坚喜斌　　　　　责任编辑：坚喜斌　陈　洁
责任校对：肖　琳　王　延　责任印制：刘　媛
唐山楠萍印务有限公司印刷
2024 年 6 月第 1 版第 1 次印刷
145mm×210mm·9.375 印张·1 插页·192 千字
标准书号：ISBN 978 - 7 - 111 - 75663 - 7
定价：69.00 元

电话服务　　　　　　　　网络服务
客服电话：010 - 88361066　机 工 官 网：www.cmpbook.com
　　　　　010 - 88379833　机 工 官 博：weibo.com/cmp1952
　　　　　010 - 68326294　金 书 网：www.golden-book.com
封底无防伪标均为盗版　机工教育服务网：www.cmpedu.com

谨将此书献给两位基础医学出身、在师范教育学院不断播撒知识种子的恩师。

前　言

当代教育的挑战——学校制度的局限性

我们在思考当前日本的教育问题时，不难发现诸如逃学、后进生、分层教学等问题层出不穷。根据日本文部科学省（MEXT）发布的数据，在 2021 年度，超过 30 天未上学的中小学生被划为"逃学"，人数达到了 244940 人（此项调查覆盖日本的国立、公立、私立的小学、初中和高中，以及特殊学校，同时还涵盖各教育委员会）。这些问题的核心在于学校的统一课程和集体教学模式。自明治时代（1868—1912 年）以来的 100 年间，日本建立了一个覆盖全国的铁路网络，并且邮局也遍布各地，确保了国民能够"平等"获得教育机会，这套学校体制一直延续至今。因此，日本成功地克服了战败的困境，在 20 世纪 70 年代成了全球第二大国民生产总值（GNP）的经济大国，迎来了"成熟社会"的时代。然而，此时此刻，日本不再需要迎头赶上其他国家，而是需要自行创造一种全新的国家模式。"成熟社会"的一个显著特点是人们的关注领域变得更加多元化，消费行为也呈现出多样化的趋势。

同样的迹象早在 20 世纪七八十年代的学校教育中就已经显现出来，当时宣扬"平等"的学校教育未能满足多样化的儿童需求，导致了校园暴力和逃学等问题的出现（详见第 10 章）。一些教育学者认为在学校内无法解决这一局面，于是将目光投向了"校外"教育。他们致力于以直接体验为中心的户外活动，通过这些活动来组织儿童，同时也推动培养能够与儿童共同游戏的教师。与此同时，位于知多半岛的户塚游艇学校成了因家庭暴力和逃学而无法适应家庭生活的青少年的避难所。然而，在该校实施伴有体罚的纠正项目时，多名学员死亡或失踪，引发了严重的社会问题。与此同时，人们开始认识到具有不同症状的发展障碍儿童的存在，也逐渐意识到需要为每种症状提供精细化的教育干预（详见第 2 章）。半个世纪过去了，以统一课程和集体教学为基础的学校教育已经走到了尽头，新学期开学时学校出现了没有班主任的情况（详见第 1 章），特殊学校教室不足的问题在公立学校中也屡见不鲜。此外，一些日本师范大学甚至将部分校区出租给烹饪专业学校以获取外部资金，可见日本的学校正面临严峻的财政压力。[1]

构建新学校

在以往的课堂中，大家在相同的进度下用相同的方法学习，然而这种一致性的授课方式无法满足跟不上课堂进度的"后进生"和已经掌握课程内容的"优等生"。这两者的学习动力均出现下降。

在小学领域，从 2002 年到 2010 年实行的"宽松教育"是一个典型的例子。该教育模式与每周双休日制度相配合，减少了课程时间和教育内容。然而，由于这种削减，学科内容的系统性受到了影响，结果导致了许多"差等生"的出现。为了解决这一问题，学校逐步引入了基于能力的教学，即根据学生对各学科的理解程度将他们分成不同的班级或小组进行授课。然而，这种方式从一开始就受到批评，人们认为它是让儿童滋生自卑感或优越感的温床。

此外，从 2020 年开始实施的小学课程指导方针引入了强调"主体性、对话性和深度学习"的主动学习。然而，实际上被融入集体教学中的主动学习变成了一种被称为"对话式"的固定模式，教师在课堂中进行预设的对话，导致"主体性"和"能动性"丧失。

为了解决"后进生""优等生"问题和学习主动性等问题，学校正逐步规划和实施一种融合协作的"个性化学习"方法以取代传统的集体授课和一刀切的课程设置。这种协作不仅仅发生在同年级学生之间，还涉及跨年级的学习互助。这种协作像过去的游戏那样，年龄不同的孩子们在游戏中互相学习和传授技能，形成了跨年龄学习团体。学习小组是指学习者之间互动以达成学习目标的群体。这种互动带来的效果往往超越了"一加一等于二"的简单相加。因此，可以让学生按照自己的节奏自主掌控学习进度，根据个人需求选择教材和学习方法的学校已经开始涌现出来［例如，私立的轻井泽风越学园、公立的东京都千代田区立麴町中学］。[2]

从脑部功能重新审视——探求学习效率

本书的写作目的并不是提出一种消除"后进生"和实现"主动学习"可能性的学校设计，而是要更进一步地揭示"主动"或"积极"学习对人类发展的意义，以及从脑功能的角度阐明"教育原则"。例如，教育中的"学习指导法"是如何对学习效率做出贡献的，以及任务呈现的顺序如何影响学习效果。[3,4]

举例来说，众所周知，教育经验表明，无论是计算等认知技能，还是乐器演奏等运动技能，反复练习对于掌握技能都是必不可少的。然而，当结合"不同任务"进行练习时，与反复练习"相同任务"相比，大脑会更加活跃，成绩也会更高（参见第6章）。换句话说，学习任务的呈现顺序对学习效果有重大影响。此外，脑部功能因区域而异，并且每个区域的发育时间不同（参见第9章），因此了解大脑的哪个区域在何时起作用将有助于我们知道何时开始进行哪种学习。研究还发现，神经元（神经细胞）在成年人身体中也能持续形成，步行和跑步可以促进神经元的生成（这一发现为终身学习提供了依据）。此外，母语的发展虽然与入学时间相一致，但成熟的前额叶皮质是未来导向性和自省能力的核心，需要到30岁才能达到，而初中生和高中生的前额叶在适应职业选择的时期仍未发育成熟（参见第10章）这是教育工作者之间必须共享的关于学生指导的必要知识。

总之，本书的目标在于呈现最新的神经科学证据趋势，以及从教育学科和教育原则的视角对其进行重新解读。

本书结构

本书共分为12章，鉴于内容涵盖广泛，因此将12章分为了3个部分，每个部分均设定了明确的目标。第1部分聚焦于从大脑功能的角度重新审视"学习"，第 2 部分聚焦于从大脑功能的角度重新审视"学习效率"，第 3 部分聚焦于年龄对学习的影响。

第 1 部分：第 1 章追溯了大脑通过经验和学习发生变化的典型发现，提出了终身教育和特殊教育的潜力。第 2 章解释了学习在大脑中发生于神经元和突触的连接处，以及信号传递方式如何与记忆和遗忘相关。第 3 章介绍了本书中关于学习的观点，以及学习阶段和学习与记忆分类。该章特别强调认知学习是一个可以用语言解释的过程，而运动学习涵盖了无法用语言解释的过程。

第 2 部分：从最大限度地使人类从环境中获取信息的四个功能（注意、主动性、反馈、睡眠）出发[5]，探讨了它们作用的最佳时机（敏感期），并将其整合为"学习的五大支柱"。第 4 章说明了学习受选择性注意引导，注意也包含主动注意。第 5 章主张通过主动地与环境互动来获取信息，促进学习。第 6 章指出，所有学习都始于反馈，在这一过程中，感官系统提取并修正目标输出（目标值）与学习者实际输出（实现值）之间的误差。此外，由于测试也是一种反馈，因此该章还探讨了测试在学习中的作用及如何进行测试的问题。第 7 章指出，快速眼动（REM）睡眠（即大脑在睡眠中表现出清醒状态）有助于促进学习和巩固记忆。该章还提出儿童和学生早晨起床困难的原因是褪黑激素（一种激素）消耗过多。为了改善睡眠不足的儿童和学生的学习，学校应推迟上学时间。第 8 章介绍了视觉系统中与"出生和成长"有关的发育关键期和学习敏感期。该章还强调人们对绘画也有敏感期，并且婴幼儿时期的感知经验和人际关系匮乏会导致语言和社会性发展不全。

第 3 部分：第 9 章概述性地讨论了年龄对学习的影响，阐述了大脑发育与行为变化的对应关系。第 10 章讨论了前额叶皮质的成熟对未来导向性和内省发挥着重要作用，然而这种成熟直到 30 岁才会完全显现出来。本章对中学生和大学生提出了警示，即他们在大脑尚未充分成熟的情况下，就要做出关系到职业生涯道路的决策。第 11 章主张幼儿期的身体互动（依恋）有助于促进独立和学习。此外，通过对比依恋和虐待对儿童大脑的相反影响，解释了相应的情绪神经回路。第 12 章指出母语敏感期持续到两三岁，并且提出聋儿应将手语作为母语，口语作为第二语言。此外，该章还强调了小学英语和中学、高中文学教材的重要性。

综上所述，本书基于大脑功能对人类的发展和教育进行了相当大的跨越性讨论。教育涉及多个因素的交织，不能简单地断言"教育应该是这样的"。然而，像上述内容一样，借助丰富的神经科学知识对人类教育进行探讨是一个重要的视角。因此，本书以"学习"为主题，并从神经科学的角度为师范院校、教育专业和心理学系的本科生和研究生、大学教师、中小学教师以及养育孩子的人提供了一些启示。希望这些来自"教育与神经科学"的启示能够在 21 世纪的教育学中发挥作用，并对家庭中的育儿工作有所帮助。

目　录

第 2 部分 学习的五大支柱——追求学习效率

第 3 部分　发育与学习——年龄对学习的影响

第 1 部分

什么是学习——从脑部功能重新审视学习

当我们开理解那些原本不明的事情，开始能够做那些原本不能做的事情时，我们不禁要问，大脑究竟发生了什么？在这里，我们将聚焦于理解言语和概念的"认知学习"，以及实现书写和演奏乐器等动作的"运动学习"（感知－运动技能学习）。我们希望从"可以用语言解释的过程"和"无法用语言解释的过程"两个角度思考学习。通过观察这种学习引起的大脑变化，我们不得不认识到教育和学校实际上是调整人类大脑连接的活动和机构。家长和教师希望至少拥有有关学习引起的大脑变化的基本知识。

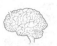

第 1 章
经验与学习改变大脑

"使用手指会让智力变得更好""多咬硬物会变聪明""频繁使用手指能预防阿尔茨海默病"。这些内容在日常对话中经常出现，然而随着近三十年来脑成像技术的发展，这些经验正逐渐被神经科学证实为正确。此外，对脑成像的观察也带来了一些颠覆神经科学常识的发现。本章将介绍这些研究成果。

伦敦出租车司机大脑中海马体的改变

关于经验和学习对大脑产生的影响，著名的发现之一是对伦敦出租车司机进行的为期 15 年的研究，它揭示了其大脑结构的变化。研究显示，随着导航知识的增加和运用，研究对象大脑海马体发生了明显的变化。[1]伦敦的出租车司机为了获得执照，必须掌握位于伦敦市中心火车站周围半径 6 英里（1 英里 ≈ 1.609 千米）范围内的大约 26000 条错综复杂的街道、成千上万个地标的位置，以及连接市区任意两点的最短路径。通常，想成为出租车司机的人需要花三四年的时间熟悉地图，在城市内穿行，掌握伦敦市区的导航知识。在此期间，他们需要多次参加测试以检验各个区域的空间知识，每次只有少数报考者能够进入下一阶段。只有通过了所有考试的人才能够获得伦敦著名的黑色出租车的执照。约有一半试图获得这个执照的人最终都以失败或退出告终。研究者通过功能磁共振成像（fMRI，详见术语解释 01）发现，伦敦出租车司机的背侧海马相较于普通人平均大 5 个百分点，并且与驾龄成比例地扩大。背侧海马已被确定与空间导航有关，因此研究者认为驾驶时间越长，导航知识就越丰富，从而引发了海马体的变化。相比之下，尽管在伦敦市区行驶，但是沿着预定的简单路线行驶的巴士司机的海马体灰质密度与普通人相比并没有差异。这种路径的认知记忆存在于海马体，而海马体则被纳入了帕佩兹（Papez）回路[2]（见图 1-1）。当感觉输入到达感觉联合区后，这些信息传递到前额联合区（前额前区）和扣带回，然后从扣带回传递到海马体。

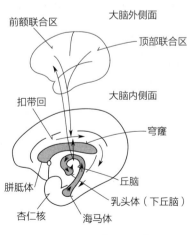

图 1-1　帕佩兹（Papez）回路

海马体的输出通过穹窿（fornix）传达到下丘脑的乳头体，其中一部分通过丘脑（内背侧核）返回到前额联合区，另一部分则通过乳头体→丘脑（前核）→扣带回→海马体的循环路径（帕佩兹回路）返回。从帕佩兹回路的角度来看，感觉信息在环路中循环并进行处理，认知记忆似乎在海马体中被储存。

以伦敦的出租车司机为例，海马体的灰白质密度和体积的增加也许可以通过成人的神经元生成来解释（见图1-2）。然而，灰白质密度的增加可以通过新的树突和突触的形成，以及新的轴突分支的发芽来解释。此外，灰白质密度的增加还可能与星形胶质细胞（也称为astrocytes，一种神经胶质细胞）向神经元输送营养的数量增加或新血管的生成有关。同样，白质的结构变化可能涉及形成髓鞘的髓鞘厚度和郎飞结（不被髓鞘覆盖的神经细胞）间隔的改变等多种因素，这些因素会影响神经元的传导性（见图1-2）。动物研究表明，进行与运动任务有关的训练时，新的树突棘或轴突分支产生并被修剪（参见第9章）。我们知道这会导致细胞水平的变化，但是在当前的脑成像技术中，对于人类来说，无法追踪到细胞水平的变化。

到20世纪末，人们曾认为婴幼儿时期脑部的神经细胞数量是一生所需的，而成年后神经细胞只会减少。然而，如今我们知道成年人的大脑也具有可塑性，认知记忆中枢区域（如海马体）和运动记忆中枢区域（如小脑）的神经细胞在成年后也会继续增殖。正如前述，伦敦的出租车司机的海马体比一般人的更大，这证实了成年人的大脑在经验和学习方面有着相当的可塑性。

术语解释 01　功能磁共振成像（fMRI）

　　功能磁共振成像（fMRI）是一种将人类和动物的脑和脊髓活动相关的血流动力学反应可视化的方法，在最近的神经影像学方法中发展最为成熟。当脑的某个区域被激活时，该区域的血流量会增加，结果导致该区域内的氧合血红蛋白的含量相较于未激活区域增加。功能磁共振成像的原理：使用磁共振成像（MRI）测量氧合血红蛋白和脱氧血红蛋白的比例，并提取与血液中的氧气浓度随血流量变化相关的信号。功能磁共振成像在确定脑部活动位置方面有很高的分辨率，但对于脑波等短时活动的变化捕捉能力较差。

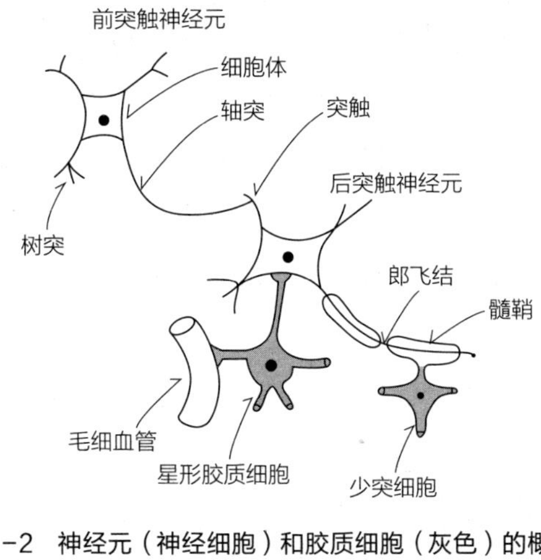

图 1-2　神经元（神经细胞）和胶质细胞（灰色）的概略图

乐器与运动练习对大脑的影响

在练习乐器或进行体育锻炼时，我们可以逐渐掌握与乐器演奏或体育运动相对应的熟练动作。为了执行这些熟练的动作，我们身体中负责移动手和脚的骨骼、肌肉与大脑皮质中的运动区连接起来。运动区是大脑皮质中负责执行运动的一个部分，会产生在大脑皮质内经过信息处理后的用于运动的信号。无论是在胚胎发育时期还是在个体成长过程中，运动区中都留下了与运动相关的信息处理的痕迹。简单来说，运动区就像一个从大脑发出运动指令的出口，这些指令经过信息处理，使我们能够进行各种运动。在我们开始追踪长时间运动和学习引起的大脑变化之前，我们先来了解一些运动区的基本知识。图1-3展示了运动区的身体部位定位。身体部位定位是指当我们对运动区进行微弱电刺激时，会触发不同身体部位的肌肉收缩，从而在运动区内呈现出一个身体部位排列的"小人"（homunculus）图像。值得注意的是，图中再现的不是实际肌肉的数量和对应的面积，而是能够灵巧控制的肌肉在大脑皮质上的广泛再现。换句话说，人类的运动特征在大脑皮质中留下了痕迹。手指的肌肉（尤其是拇指、食指、小指）、舌肌、外眼肌（上直肌、下直肌、内直肌、外直肌、上斜肌、下斜肌）和咀嚼肌都在大脑皮质上得到了广泛的再现。图中虽然有眼球的描绘，但眼球是视觉器官，不属于骨骼或肌肉，所以用眼球象征性地表示可以随意移动的外眼肌。人类手指的灵活性是众所周知的，尤其是拇指、食指和小指在抓握和操作物品时发挥了重要作用。外眼肌可以控制微小的眼球运动（例如，阅读），也可以迅速改变注视点。舌肌负责精细的发音运动。此外，舌肌和咀嚼肌协同工作，使咀嚼和吞咽变得更加顺畅。相反，与实际肌肉量成反比的臀大肌在大脑皮质上的再现很小。这是因为臀大肌主要是伸展髋关节的肌肉，主要用于维持直立姿势，不执行复杂的功能。此外，接收皮肤、骨骼、肌肉和关节的感觉器输入的躯体感觉的感觉区比运动区更广泛，但同样显示出与运动区几乎相同的身体部位定位。

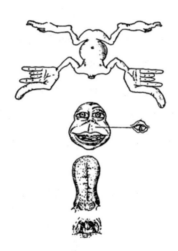

图 1-3　控制不同身体部位的大脑初级运动皮质区域[3]

　　基于这些发现，产生了一些民间传说，如"经常用手指头会变聪明""经常咀嚼硬物会变聪明""经常运用手部不会老化"等。很可能，它们在大体上并没有错。换句话说，当广泛再现在皮质中的骨骼肌得到充分使用时，广泛的皮质区域将被激活，这将促进该区域的发展并延缓老化。

这些传说正在通过人类的脑影像和动物实验得到证实。感知－运动技能学习导致大脑皮质中的躯体感觉区和运动区中与身体各部位的皮肤和骨骼肌相关的再现区发生明显变化，即使在成年后也是如此。例如，熟练演奏乐器的音乐家的听觉区比从未演奏过该乐器的人扩大了约 25%。[4]这种听觉区的扩大与开始练习乐器的年龄相关，并且听觉区的重新组织与其使用程度成比例。此外，音乐家的大脑变化不仅限于处理声音的区域，还涉及控制运动和触觉信息处理的脑区，这些脑区的变化与使用频率相关。专业键盘演奏者的运动区、听觉区和视觉区的灰质体积较业余演奏者或不涉足音乐的人要大，这种变化的程度也与作为音乐家的职业生涯的长度相关。此外，练习钢琴会改变神经元轴突通过的白质，这种效应会根据练习期的长短而异。这种变化在脑的纤维束中表现出来，这些纤维从脑的胼胝体前部、感觉区和运动区延伸出来，尤其是在七岁之前开始练习的专业钢琴师最为显著。胼胝体是连接左右脑的巨大纤维束（交叉纤维），对于协调双手和双腿运动非常有用。键盘乐器和弦乐器的演奏需要双手进行序列动作（不同动作之间的连续动作）的练习，这会导致半球间的补充运动区长时间相互作用，从而使负责系列动作的补充运动区相互影响，胼胝体前部的交叉纤维通过通道扩大。

此外，专业的小提琴手为了提升手指的灵活性，必须对躯体感觉区中对应于手指的部分进行大规模的重构。与不涉足小提琴的人相比，小提琴手的躯体感觉区中与左手手指对应的部分更广，而这种差异在幼年时期开始练习的人身上更为显著。

然而，弦乐器演奏者右手握弓的部位对应的皮质部分并未发生变化。同样，空手道有段者的运动区和小脑白质比初学者或不会空手道的人更大，这表明空手道有段者的运动协调的神经元轴突发育得更好。[5]

这些发现是通过比较熟练者和初学者的横断面研究获得的，而纵向研究则较少。在生长和发育研究中，同时比较不同年龄个体或群体的研究称为横断面研究。此外，追踪同一人或群体经年的研究称为纵向研究。相对于横断面研究，纵向研究需要更多的时间和努力。例如，调查某小学不同年级的身高情况是横断面研究，而追踪从 2010 年入学的小学生的身高变化直至毕业则是纵向研究。

研究者对抛接球游戏的练习进行了长时间的追踪，观察了实验对象灰质和白质的密度变化。[6] 实验对象包括 24 名平均年龄为 22 岁的健康成年参与者，所有参与者在练习期间都能持续超过 60 秒不让三个抛接球掉落。在练习前后通过磁共振成像（Magnetic Resonance Imaging，MRI）对大脑组织变化的测量，结果显示与运动相关的皮质部位没有变化，而感知物体移动的视觉区却扩大了。这表明与控制手的运动相比，感知三个抛接球的上下移动对于玩抛接球游戏最为重要。

此外，开始练习三个月后再次进行磁共振成像，发现尽管与练习前相比，脑部区域仍然呈现扩展趋势，但与练习后不久相比，这些区域却呈现缩小的趋势。这种通过练习引起的大脑结构性变化可能受多种因素的影响，其中神经元细胞体的大小及其突起粗细的变化是已经被发现的要素。

与此同时，动物方面的纵向研究较为充实。例如，在猴子练习需要微妙的手指控制的运动任务三个月后，研究者发现猴子的手指皮质再现区的扩展达到了练习前的数倍，并且这种变化不仅仅是覆盖原有区域，还推动了邻近区域的改变。这种变化最短持续了 11 天。同样，成长中的猴子在练习使用手指和手腕的运动时，其手指、手掌和手腕的皮质再现区扩大了，前臂的再现区则有所缩小。而在进行需要前臂内旋运动和外旋运动的锁匙转动练习后，猴子的前臂皮质再现区扩大，而手指再现区则缩小了。[3]

总之，通过与最近相关的感觉经验和运动学习，人们可以明确地改变躯体感觉区和运动区中身体各部分的皮肤和骨骼肌的再现图。此外，这种变化在个体的一生中也会持续表现出来。虽然动物实验中的实验对象要经历漫长的特训，但在人类的日常生活中，相同动作的重复是常见的现象。这种可塑性被称为使用依赖性变化，强调其依赖于行为的频繁性。

脑的代偿效应——盲人阅读盲文时，视觉区被激活

正如前文所述，伦敦的出租车司机的海马体的体积会增加。此外，演奏乐器和进行体育锻炼等活动也可以促使大脑各个区域的发育。这些现象都反映了大脑的可塑性，即它可以根据各个脑区的使用频率进行调整。学习中还存在另一个大脑特征，即代偿效应。当本应输入到某个区域的信息丧失时，其他输入会替代并承担其功能。

在过去的几个世纪里，人们已经知道，如果损伤小脑的某

一部分，鸡就会失去平衡，但几周后它们能够重新掌握平衡。这种从运动障碍中恢复的过程是由于大脑中的非受损区域代替了受损区域。小脑皮质在前后有两个躯体感觉区（前叶和后叶），分别接收来自皮肤和肌肉的感觉信息。即使其中一个躯体感觉区受损，由于其余的正常区域进行代偿，所以很多动物实验中观察到运动障碍得以恢复。同样，人类小脑中的肿瘤由于周围正常区域不断进行代偿，所以症状很难出现，这让神经外科医生感到困扰。

　　然而，在上个世纪末，人们发现了一个颠覆以往神经科学常识的现象，即脑的代偿作用。如果一个人失明是因为眼睛的问题，那么他们的眼睛无法接收外界的信息，因此大脑皮质的视觉区也没有接收到信息的输入。

　　尽管眼前出现各种视觉刺激，但视觉区并不活跃。然而，令人惊讶的是，这个人在用手指跟随触摸盲文时，视觉区会活跃起来。[7] 当然，有视觉的人触摸盲文时，视觉区并不活动。此外，盲人在用手指触摸各种图形并识别它们时，其视觉区也没有活动。换句话说，只有在阅读盲文时，视觉区才会活跃。这种视觉区的活动在刚刚出生后便立即失明的人中被观察到，但在青年时期失明的人，即使练习盲文，视觉区也不会活动。在这一发现之前，人们认为盲人学会阅读盲文的过程与躯体感觉区和语言区有关。然而，研究者发现当视觉信息不再被输送到失明后的视觉区时，该区域参与新学到的盲文阅读的过程，并且当原本应该输入到某个皮质区域的信息丧失时，另一种输入能够代替并承担其功能。

同样，由于聋人听不到声音，人们曾认为聋人的听觉区是不活跃的。然而，能够阅读唇语的聋人的听觉区会对嘴唇的运动产生反应。[4] 这表明聋人的听觉区并非无用，而是会适应他们需要处理和理解的口唇动作。此外，使用手语的聋人的听觉区也会对手部运动产生反应（关于手语会在第2章详细描述）。

一般情况下，某个功能与神经通路或神经回路存在一对一的对应关系，但当该神经通路或神经回路失去功能时，之前未发挥作用的通路或回路可能开始发挥作用。此外，新的神经通路还可能形成（发芽）。这种神经系统的可塑性支持了特殊教育和康复对于身体障碍者的有效性。

脑图谱再塑——幻肢的本质是什么？

即使在战争、事故或外科手术中失去了手脚，临床医学中长期以来就已知道一些患者会感受到应该不存在的幻觉疼痛和运动。这种现象被称为幻肢（phantom limb），并且伴随着幻肢痛（phantom limb pain）。幻肢痛一直是神经学上的一个重要问题。米切尔（Mitchell）于1868年报告了在葛底斯堡战役后失去手脚的士兵中出现许多幻肢的情况。术语"幻肢"在这份报告中首次被使用。[8]

到20世纪后半叶，随着幻肢研究的深入，人们认为幻肢和幻肢痛是由于截肢部位神经纤维异常活动引起的。基于这一观点，人们尝试在截肢部位上部进行再次切断的治疗方式，但幻肢痛并未得到缓解，因此这一观点逐渐发生了改变。

随后，人们开始从大脑皮质的躯体感觉区的可塑性角度来理解幻肢。在 1983 年，梅尔泽尼克（Merzenich）报告了猴子躯体感觉区中指的再现区在中指切断后被食指和无名指的再现区占据的情况。此外，在小指损伤后，对其余四根手指进行选择性刺激时，小指的再现区缩小，而其他手指的再现区扩大。[8]

另外，在 1991 年，庞斯（Pons）[8]进行了一项研究，他切断了猴子一只手臂的感觉信息传递到脊髓的神经纤维，并在经过 11 年的实验后研究了躯体感觉区的身体部位图。结果显示，尽管手臂刺激无法引起躯体感觉区的反应，但令人惊讶的是，原本对应于手臂的神经元对面部刺激产生了反应。也就是说，来自面部的输入不仅限于本来的面部区，还渗入到了原先属于手臂的区域。在庞斯之前，人们普遍认为身体部位图在胎儿时期形成后，便在成年后无法再次被修改。

受到这种猴子躯体感觉区可塑性的启发，拉马钱德兰（Ramachandran）[8]通过右手的实验发现，五根手指的身体部位图在面部区和上臂区都存在。有趣的是，这两个区域都与躯体感觉区的手部位图相邻。由于躯体感觉区的身体部位的局部化与图 1 - 3 中的运动区的身体部位的局部化几乎相同，因此可以通过图 1 - 3 确认手、上臂和面部躯体感觉区的位置关系。通过某种脑成像技术，拉马钱德兰制作了该患者的脑图谱后发现，左手对应的区域和其相邻区域的面部和左上臂区在右半球中被正常激活。然而，在左半球中，失去的右手对应的区域没有被激活，取而代之的是面部和右上臂对应的区域被激活，一直侵入并扩大到右手对应的区域。

基于这些结果，拉马钱德兰对幻肢现象的原因进行了以下推测：失去手的人在事故或手术后，其躯体感觉区不再接收手部的输入。随之而来的是，与躯体感觉区的手部位图相邻的面部和上臂区域的侵入，导致身体部位图的重新配置。同样，在传递感觉信息到躯体感觉区的皮质下中继核中也发生了身体部位图的重新配置。另一方面，人们即使闭上眼睛保持静止，仍能感受到自己四肢的位置关系。当从这种状态开始移动手臂时，依然能够感受到手臂的运动。

这种对身体在时空中的感知被称为身体形象，是通过各种感觉信息相互作用形成的，而这种身体形象在大脑的顶叶中储存。当我们执行运动时，来自运动区域的运动指令会传送到脊髓，同时也会将这些指令发送到顶叶，这就是所谓的"外周复制"。结果是，由于顶叶中的身体形象，我们会感觉到已经失去的四肢似乎在移动，虽然实际上它们并不存在。也就是说，我们的感知会让我们觉得那些实际上不存在的四肢正在移动。

因此，拉马钱德兰提出了一个理论，认为通过躯体感觉区的重构和外周复制，幻肢的感觉形象得以产生。对于躯体感觉区的重构，有多种可能的解释，但在这里我们介绍最有力的一个假设。正常情况下，大脑中可能存在许多实际上没有起作用的多余神经连接，这些未被使用的神经连接可能会在类似手部截肢的情况下开始发挥作用。[8] 换句话说，在正常情况下，来自面部的感觉输入实际上也可能会传到手部区，但当手的感觉输入正常时，来自面部的输入可能会受到某种抑制机制的控制。然而，一旦手失去后，这种抑制可能会被解除，从而使来自面部的感觉输入被激活，导致激活手部区的神经元的可能性会增加。

这种情况被认为是一种所谓的"脱抑制"作用。当大脑皮质接收的感觉输入减少时，这些感觉输入受抑制的神经元活动会减少，导致大脑皮质内的抑制性神经传递物质 GABA（γ-氨基丁酸）的释放量也会减少（参见第 2 章）。举个例子，如果在外周组织中使用局部麻醉药物利多卡因，皮质的感受区会迅速改变，潜在的神经回路会因脱抑制而显现。在牙科治疗中，当某个部位被局部麻醉后，即使该部位实际上没有膨胀，你也会感觉到它正在膨胀，这就是这种效应的结果。

工具的使用——身体形象的拓展

从棒球"小子"到职业棒球选手，都会在打击区重复进行挥棒动作。实际上，这种挥棒动作是为了将球棒视为手臂的延伸，换句话说，是为了将球棒纳入身体形象。

我们在日常生活中往往没有意识到，但为了执行准确的动作，除了要了解四肢的大小和长度外，还必须了解四肢的位置。在构筑动作序列之前，身体的坐标轴是由各种信息形成的，它与外部环境的坐标轴进行比较和匹配，从而帮人们感知自己在环境中的位置。身体形象指的是关于身体空间信息的广泛知觉现象。这里特指身体部位的位置关系和四肢的关节位置感觉。而所谓的"位置感觉"并不对应于解剖学上的感觉器官，而是指由几种感觉复合而成的感觉。关节位置感觉是根据伸肌和屈肌的肌梭及覆盖在伸肌和屈肌上的皮肤的伸展感受器（鲁菲尼小体）的输入平衡形成的。伸肌是收缩以伸展某个关节的肌肉，而屈肌是收缩以弯曲某个关节的肌肉。肌梭对肌肉的张力变化做出反应，而鲁菲尼小体对皮肤的伸缩做出反应。来自肌肉、肌腱和关节的感觉统称为本体感觉。本体感觉还包括内耳的半规管和平衡器。本体感觉虽然不包括在五感中，但对运动控制至关重要。在日常生活中，四肢的位置感觉通常与视觉和本体感觉一致，但是当通过照镜子等视觉操纵时，视觉和本体感觉的不一致很容易发生。

一项实验证实了肌梭在塑造身体形象中的关键作用。在闭眼状态下，对肘部伸肌的肱三头肌施加振动刺激会导致肘部屈曲的运动错觉。[3]这是因为振动刺激激发了伸肌肌梭的感觉器，使人们产生了伸肌伸展的错觉，从而产生了肘部弯曲的动作错觉。同样，当我们振动肘部屈肌的肱二头肌时，手臂会产生伸展的动作错觉。这时，当用手触摸鼻子时，我们会感觉到随着手臂的伸展，鼻子像"匹诺曹鼻"一样变长，产生"匹诺曹错觉"。[3]这样，身体形象通过各种复合信息进行处理，有时会形成解剖学上不可能的身体形象。

我们研究了分布在皮肤和骨骼肌中的粗大末梢神经的麻痹对身体形象的影响。长时间跪坐会导致腿部末梢神经受到身体重量的压迫而麻痹。为了在实验中模拟这种情况，我们对四肢施加了"袖口压"（通过充气的管子将压力加在四肢上），使末梢神经受到压迫而麻痹。当闭眼时，手腕被固定在伸展位，向上臂部施加压力时，手腕会被感知为朝着弯曲的方向移动（见图1-4a）。反之，当手腕固定在弯曲位置时，手腕会被感知为朝着伸展的方向移动（见图1-4b）。[9]然而，在加压时手腕被保持在中间位置时，手腕的位置感觉保持不变（见图1-4c）。[10]

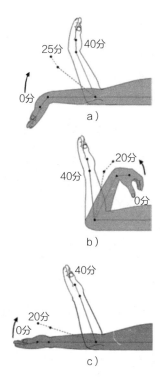

图 1-4　随着压力施加的进行，手腕和肘部位置的感知变化[10]

a）从伸展位到屈曲位的知觉变化　　b）从屈曲位到伸展位的知觉变化

c）伸展位肘部和中间位手腕的知觉变化

注：图中灰色的手臂表示实际手臂的位置，而白色的手臂表示 10 名被试
　　的感知变化的平均值。实线和虚线也表示了感知变化。箭头指示了感
　　知变化的方向。

　　当手腕处于中间位置时，屈肌和伸肌的肌梭产生的向心信号处
于平衡状态，加压导致的肌梭和皮肤的向心信号消失的过程也
是相同的，因此我们不会感知到手腕的位置变化。相反，当
手腕处于伸展位时，屈肌的向心信号频率较高，而伸肌的向
心信号频率较低，因此加压导致的向心信号减少可能相对于屈

肌更大，因此手腕会被感知为朝着弯曲的方向移动。另一方面，当手腕处于弯曲位置时，相反的现象会发生。换句话说，伸展的肌肉和皮肤产生了更高频率的向心信号，由此感知到手腕的位置变化。在这个实验中，手腕的感知最终位置取决于加压前实际手腕姿势，身体形象参考伸肌和屈肌的长度信息来决定动作的起点和结束点。此外，与"匹诺曹错觉"不同，手腕的感知位置变化受到了解剖学上不可能的位置的限制。因此，这种错觉受到了大脑中身体地图（神经系统产生身体形象的作用）或身体表征的限制。

　　此外，我们还调查了视觉和本体感觉在肩关节位置感知中的相互作用。[11] 我们让被试带上头戴式显示器（Head-Mounted Display），然后在屏幕上展示参与者的右臂向前伸展的样子，这一过程持续 30 分钟。与此同时，我们固定了被试实际右臂的位置，使其分别在外展 0°、30° 和 60° 的方向上（见图 1 - 5）。结果显示，实际右臂的位置与屏幕上显示的位置相差越大，被试感知到的右臂位置就越接近屏幕上的位置。当两者之间的差异保持在 90° 持续 30 分钟时（见图 1 - 5a），被试感知到的手臂位置会逐渐接近屏幕上显示的位置，直到经过了 15 分钟后，最终稳定在实际位置和显示位置之间的某个值。这项研究结果表明，大脑中负责本体感觉的评估会根据视觉的评估进行调整，使两者保持一致。同时还表明，在水平方向上，手臂位置在视觉上比在本体感觉中更容易被准确编码。然而，当实际手臂位置与显示屏上的位置相差 90° 时（见图 1 - 5a），被试会感觉到屏幕上的手臂位置会随着时间慢慢地接近实际的手臂位置。这表明，当实际位置与显示位置的差异较大时，视觉评估会逐渐与本体感觉评估保持一致。

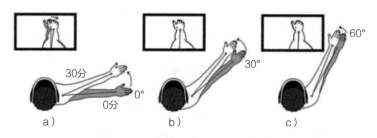

图 1-5　视觉和本体感觉相互作用对手臂位置感知的影响[11]

注：图 a、b、c 的上层部分中的灰色手臂是在屏幕上显示的手臂位置，而白色的手臂是感知到的手臂位置。图 a、b、c 的下层部分中的灰色手臂是实际的手臂位置，而白色的手臂是感知到的手臂位置。

神经生理学上，顶部联合区整合了躯体感觉区的信息（身体坐标轴）和视觉区的信息（外部环境坐标轴），形成了身体形象。例如，研究者让猴子使用长柄器具练习取手无法触及的地方的食物。[12] 练习结果表明，猴子的顶部联合区神经元对手的皮肤感觉和局限在手上的视觉刺激都有反应，甚至对长柄器具末端的视觉刺激也有反应。然而，一旦停止使用长柄器具，这些反应带来的变化在几分钟内就恢复原状。这个结果是手的形象延伸到长柄器具末端的客观证据。正如本文开头所述，从引入的实验来看，棒球击打动作似乎是为了将手臂的形象延伸到棒球的末端。此外，由于每天使用铅笔或筷子，它们也作为手指的延伸而移动。而进行自行车或汽车驾驶的练习涉及将身体形象延伸到车辆上，熟练的司机能够在交叉口熟练地右转大型拖车。

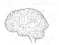

第2章
学习发生在突触中——
信号传递方式的变化

让我们沿着解开未知之谜的路途，走向实现不可能之事的道路。就像人们每天都会走同一片原野，不知不觉中那里就会形成一条道路一样，当人们反复做同样的事情时，大脑中的连接会建立起来，形成一条宽广的"大道"。这种变化的本质在于神经元与神经元之间的接点，即突触。在本章中，我们将从神经科学的角度深入探讨经验和学习的机制。

突触通畅法则——赫布定律

人类的大脑在人类婴幼儿时期受遗传和环境的影响而被塑造。虽然我们的大脑拥有许多共性，却也各自独具特色。每个人的突触（synapse）连接会受到与其关系更为亲近的人的遗传影响，然而个体会通过与环境互动、经验学习而改变信号在突触中传递的方式，从而形成独特的个性。

　　"突触"这个术语是近代神经生理学奠基人谢灵顿（Sherrington）创造的。他在 1940 年的著作中[1]比喻性地描述了关于通过突触形成的神经回路网络及其功能："人脑如同一台织布机，无数的梭子以不可察觉的速度移动，编织出各种图案。这些图案具有意义，但并非一成不变，而是不断浮现并渐行渐远。"换句话说，人类的神经回路不断变化连接方式，若将神经元比作人类，可使人联想到篮球或足球中高速变化的组合。因此，从神经生理学的学习基础来看，大脑的神经元通过信号交流不断改变突触的连接方式，这被称为突触的可塑性（plasticity），行为上的这种变化被称为学习。也就是说，外观和表现的变化就是学习，而支持这种变化的是突触可塑性的变化。"可塑性"一词在日语中的意思就像泥土被压扁后会改变形状一样。实际上，我们在突触中也能看到经历了神经递质交换的变化，从而引发形态的变化。在目前的阶段，生理学上解释学习的过程，从巴甫洛夫（Pavlov）[2]的条件反射开始，经过赫布（Hebb）[3]的法则，最终理解了突触中谷氨酸受体的作用。生理学家巴甫洛夫在消化生理学研究的基础上发现了条件反射。他因为消化生理学的工作获得了诺贝尔奖。他利用测量唾液和胃液分泌的定量技术，偶然发现了条件反射。巴甫洛夫在给狗提供食物之前，通过吹哨子、敲钟、轻微电击等与食物无关的刺激来观察唾液分泌。他为每只狗确定了一组刺激，并在每次喂食的时间里多次重复给同一只狗相同的刺激。经过这样的条件化后，即使是在没有食物的情况下，只要给予与食物无关的刺激，狗也会分泌唾液。

这表明狗已经学习并记住了这些刺激与食物的联系。这是因为唾液腺的活动不仅受到嘴里食物的控制，也部分受到大脑的控制。不仅是像狗这样拥有复杂神经系统的哺乳动物，即使是简单的脊椎动物也能观察到条件反射现象。例如，一种热带鱼将食物和摇晃饲料箱的声音联系在一起，仅仅听到声音就会期待着食物并开始四处游动。另外，果蝇的神经系统比狗简单得多，但其条件反射也是有效的。当把果蝇放置在通过管子连接的两个有不同气味的房间时，果蝇会随机地在两个房间之间移动。然而，当果蝇在放入管子之前同时暴露于其中一种气味和电击状态时，果蝇会避免那个气味并选择进入另一侧的房间。也就是说，果蝇通过学习能够将气味与电击联系起来。

接着，赫布提出了一种类似于巴甫洛夫条件反射的学习，他认为在这种学习中，突触传递的效率起着作用。在 1949 年，他提出了一种假设，即记忆是通过突触结合的加强来形成的，并说："当相邻的细胞 A 和细胞 B 同步重复兴奋时，它们的连接程度会提高。"图 2-1 是赫布的可塑性突触（神经元之间的连接）的简图解释。假设突触后的细胞 B 与附近的细胞 A 和细胞 C 形成突触结合。当对细胞 A 和细胞 B 的突触施加高频率的重复刺激时，细胞之间的突触被激活。此时，如果对细胞 C 施加弱刺激，这种弱刺激本身不能引发细胞 C 的兴奋，但如果与细胞 A 和细胞 B 之间的高频刺激同时施加，细胞 C 与细胞 B 之间的突触也将被激活。

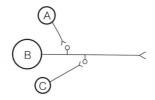

图 2-1　长时程增强的联合性诱导概略图

突触传递的关键角色

为了更好地理解接下来的内容，我们需要掌握有关神经元内部和神经元之间信号传递的基本知识。一个神经元内部的信号通过电传导传递，而跨越突触的信号则通过化学传递，后者的传递速度相对于前者的速度要慢一些。

当某个神经元被其他神经元激发时，就会产生活动电位。这种电信号的变化始于轴突与细胞体连接的地方，然后传播到轴突末端，并且不会反向传播（见图 2-2）。在没有足够输入的情况下，神经元处于"静止"状态。在静止状态下，细胞膜外侧有相对较多的阳离子（Na^+），使得外侧相对于内侧带有正电荷并发生极化。当神经元收到足够的输入时，就会产生活动电位，并向轴突末端传导。这种活动电位会改变膜的离子透过性，使 Na^+ 流入细胞内，导致轴突外侧带有负电荷，内侧相对带有正电荷。当发生这种内外电荷的反转时，离子会流过轴突脱极化的部分和相邻区域。然后，这些相邻区域会依次脱极化，最终到达神经元与神经元之间的间隙（突触间隙），神经递质就在这里释放出来。实际上，无髓神经纤维（详见术语解释 02）在末梢几乎完全被施万细胞（Schwann cell，又称神经膜细胞）包裹，但由于两者之间的空隙相当宽，因此离子可以扩散（见图2-2a），依次发生去极化。然而，由于无髓神经纤维的整个表面都必须依次去极化，所以兴奋的传导速度较慢。

此外，髓鞘神经纤维（详见术语解释02）中的髓鞘不允许离子通过，只有郎飞结轻微去极化。当兴奋到达郎飞结时，会发生去极化，离子的透过性增加，Na$^+$进入细胞，神经纤维膜的内外电荷发生反转，但在下一个郎飞结中保持原状。换句话说，两个郎飞结部分正好对应电池的两极，形成神经纤维内外的一个局部电路（见图2-2b）。在这个电路中，离子流动，郎飞结逐个去极化，这就是所谓的"跳跃传导"。髓鞘神经纤维的髓鞘带来了快速的传导速度，而且只有郎飞结轻微去极化，因此再极化所需的能量也较少。而且，离子流动只受神经纤维直径的影响，因此兴奋传导速度取决于纤维的粗细。粗大的纤维传导速度较快，细小的纤维传导速度较慢。

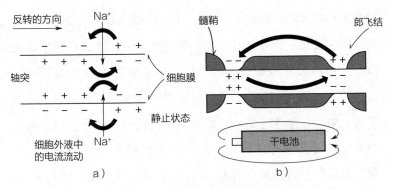

图2-2　神经细胞内的电信号传导

a）无髓神经的电信号传导　b）髓鞘神经的电信号跳跃传导

跨越突触的前后两个神经元分别被称为突触前神经元和突触后神经元，当活动电位通过突触前神经元传达到终端并释放神经递质到突触间隙时，这种化学物质会在突触后神经元内引发活动电位（兴奋性突触后电位，EPSP）。为了满足这一条件，神经递质必须迅速到达突触后部位，并通过改变突触后神经元的电学状态引发活动电位。具备这一条件的是兴奋性神经递质，如谷氨酸（见图 2-3）。

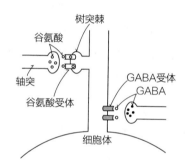

图 2-3　谷氨酸能突触和 GABA 能突触

一方面，抑制性神经元，特别是抑制性中间神经元，通常从短轴突的末梢释放 GABA（γ-氨基丁酸的缩写）。与谷氨酸相比，GABA 是一种抑制性神经递质，减少了突触后神经元发生活动电位的可能性（抑制性突触后电位，IPSP）。

谷氨酸和 GABA 可以大体解释大脑内神经传递的过程。所有神经递质都通过称为受体的分子与突触后神经元结合并发挥作用。受体能够选择性地识别神经递质并与之结合。谷氨酸受体能够识别并结合谷氨酸而忽略 GABA。同样，GABA 受体能够识别并结合 GABA 而忽略谷氨酸。

接下来，让我们看看谷氨酸和 GABA 分别与它们的受体结合时是如何产生兴奋和抑制的。

所有细胞都被膜完全包围，这种膜确定了每个细胞的边界。细胞外液中包含各种化学物质，其中许多化学物质具有电荷，影响细胞的功能。细胞膜将细胞内外的化学物质隔离开来。在细胞没有受到输入影响时的静止状态下，细胞内化学成分的电荷较外侧为负。静止状态的神经元内部相对于外部约低60毫伏电位。换句话说，神经元的静息电位约为 – 60 毫伏。然而，当某个神经元受到其他神经元的兴奋性输入时，膜电位将通过谷氨酸的作用而反转为正值。谷氨酸受体分子存在于细胞膜的内外。

从突触前端释放的谷氨酸与突触后受体的细胞外部分结合时，受体通道打开，外部阳离子进入细胞内，细胞内外的化学平衡发生变化。当足够数量的谷氨酸受体同时与突触后神经元中的谷氨酸结合时，内部电压足够正，活动电位就会产生。

相反，当 GABA 结合到 GABA 受体时，负离子从打开的通道中流入，特别是氯离子，使细胞内部较外部的负电荷更多。在这种情况下，从其他神经元终端释放的谷氨酸无法改变突触后神经元的阳离子浓度，从而无法产生活动电位。因此，活动电位的发生取决于兴奋性的谷氨酸和抑制性的 GABA 之间的平衡。

如果没有 GABA 的抑制，神经元将在谷氨酸的影响下持续产生动作电位，导致神经元受损，这与血管障碍和癫痫等疾病有关，包括卒中。此外，用于调味品等的食品添加剂谷氨酸钠可能增加体内的谷氨酸含量，并可能导致头痛和耳鸣。相反，一些神经药物的药理作用利用了 GABA 的调节，抗焦虑药物加强了天然的 GABA 对谷氨酸的控制作用。

术语解释 02

无髓神经纤维与有髓神经纤维

　　神经细胞上的长突起是神经纤维，也被称为轴突。轴突的周围由施万细胞包裹，形成神经鞘（施万鞘）。在轴突和施万鞘之间后来形成的被髓鞘包裹的部分被称为有髓神经纤维，而不能形成髓鞘的被称为无髓神经纤维。施万鞘仅存在于末梢神经中，其中包括从脑干进出的嗅神经、视神经、动眼神经等 12 对脑神经，以及从脊髓进出的感觉神经和运动神经。总共有 31 对脊髓神经是有髓鞘的，而自主神经是无髓鞘的。此外，中枢神经系统中并无施万细胞，取而代之的是一种胶质细胞，称为少突细胞（见图 1 - 2），它形成了神经纤维的髓鞘，属于白质神经纤维。在中枢神经系统的灰质中，裸露的神经纤维既没有施万鞘也没有髓鞘。

　　使神经传递速度提高的绝缘体髓鞘的形成过程被称为髓鞘化。在这个过程中，施万细胞和少突细胞每包裹一次轴突，细胞质就被挤压一次。随着施万细胞和少突细胞的成熟，磷脂质的双层膜逐渐在轴突周围重叠，形成像千层蛋糕一样的结构，不再允许离子通过。

学习会导致突触发生什么变化？

当人们反复做同样的事情时，大脑内部的连接会变得更加顺畅。重复的刺激会导致突触后神经元的活跃（兴奋），这使轻微的刺激也能够引发更强的兴奋反应。下面我们将详细探讨这种突触的变化。

突触前神经元的电位兴奋传到突触时，这个神经元会释放谷氨酸。对于这个谷氨酸，突触后神经元有两种受体。一种受体叫作 AMPA 受体。该受体与谷氨酸结合并产生作用的反应很简单。谷氨酸与这个受体的每个分子结合，会激活突触后神经元内的蛋白质复合体，促使其产生兴奋。因此，如果足够多的 AMPA 受体分子与谷氨酸结合，并且细胞内复合体的敏感度足够高，那么细胞就会产生兴奋。

另一种受体叫作 NMDA 受体。该受体与谷氨酸结合并产生作用的反应相当复杂，取决于拥有这种受体的神经元是否已经产生了兴奋。如果神经元没有处于活跃状态，即使 NMDA 受体附近有谷氨酸，它也不会起作用。然而，如果神经元已经处于活跃状态，NMDA 受体会对谷氨酸做出反应，调节同一突触中的 AMPA 受体，并增加由一个单位的输入（谷氨酸）引发的输出（信号）的数量。换句话说，正如赫布定律所预测的那样，AMPA 受体的反应效率会提高。当突触后神经元已经处于活跃状态，并且突触也在活跃时（存在谷氨酸时），NMDA 受体会使

AMPA 受体的敏感性增强。通过这种机制，突触的传递效率会发生变化。这就是学习的生化本质。[4]

调节神经元活动的物质

在日常对话中，人们在兴奋时，常常听到"现在肾上腺素正在分泌"这样的说法；或者在运动员刚刚受伤后，人们也常常听到"由于现在有肾上腺素，所以疼痛感较轻……"这样的表述。由于神经化学领域的迅速发展，有关其成果的信息也经常成为人们谈论的话题，因此在这里，我们希望确切地了解神经系统中化学物质的基本作用。

谷氨酸和 GABA 是神经元之间交换信号的代表性神经递质。但是，决定突触后神经元是否产生动作电位的不仅有谷氨酸和 GABA，还有其他化学物质——这些化学物质被称为神经调节物质。神经递质的特点是局部点对点的效应和迅速性，从突触前端到突触后神经元，电位变化在毫秒级的时间内发生，作用持续时间也在毫秒级范围内结束。相比之下，调节物质的作用速度较慢，作用时间较长。

神经调节物质包括肽类、胺类和激素类，它们的作用方式取决于它们在神经回路中的参与方式，既可以具有兴奋作用，也可以具有抑制作用。肽类作为一种神经调节物质分布广泛，它们作用较慢，是一类化合物的总称。肽类由多种氨基酸组成，分子相对较大，比谷氨酸和 GABA 要大。蛋白质分子（多肽）通常与谷氨酸（一种神经递质）和 GABA（一种抑制性神经递质）位于同一轴突内，当活动电位沿轴突传递时，会与其他传递物质一起被释放出来。多肽与特定的突触后受体结合，可以增强或减弱传递物质的作用。多肽有许多种类，参与人体的许多活动。著名的多肽包括内啡肽（endorphin）和脑啡肽（enkephalin），它们在疼痛和压力下被释放出来，与特定受体结合，改变疼痛感受和情绪。经常慢跑的人所感受到的愉悦感被认为是内啡肽和内啡啉引起的。

单胺类化合物具有一个氨基基团，包括血清素、多巴胺、肾上腺素、去甲肾上腺素等。产生单胺类化合物的细胞主要分布在脑干，但它们的轴突延伸至大脑的广泛区域，少数神经元对许多地方的神经元产生非特异性影响，参与睡眠和觉醒的切换（参见第 7 章）。乙酰胆碱也是一种单胺类神经递质，但它根据结合的受体作用，可以作为速效递质发挥作用，也可以作为慢效调节剂发挥作用。前者的典型代表是它对骨骼肌和心肌的收缩有影响。

激素从肾上腺、垂体、性腺等释放到血液中，然后通过血液输送到大脑，在神经元的激素专用受体上结合，影响谷氨酸和 GABA 的作用。例如，在受到压力时，从肾上腺释放的皮质醇会影响与记忆和情绪有关的多条神经回路的信息处理。性激素也会影响神经传递，据说女性在一个月内的雌激素水平变化会导致情绪的变化。[5]

信息的"联结"机制——发散和收敛

大多数神经元只有一个轴突，但也有一些神经元的轴突会多次分支，每个分支都有终端。因此，一个神经元发送的信息可以影响许多其他神经元。这种现象被称为"发散"。此外，一个神经元可以同时从许多其他神经元接收信息，这被称为"收敛"。

实际的脑神经网络并不是孤立的，通过突触传递与其他网络相互作用。例如，为了将一个苹果看作是圆而不是红斑，必须整合有关感觉刺激的各种信息。这种信息处理被称为"联结"机制，它通过"神经元同步性"来解释。当两个相互连接的脑区域内的神经元同时发放电冲动（即产生动作电位，也称为"发火"）时，跨区域的可塑性会被整合。要将眼前物体的形状和颜色整合在一起，处理形状和颜色的细胞必须同时活跃。通过赫布的可塑性原则，颜色区域和形状区域的细胞在同时活跃时会关联起来，然后当类似的刺激再次出现时，相同的细胞或突触会被激活，从而促进学习和适应。

此外，在人类和其他灵长类动物自我构建时，一个重要的机制是"收敛"。收敛区域汇聚了来自不同系统的信息。与大鼠相比，猴子具有更多的收敛区域，而人类则比猴子具有更多的收敛区域。当两个区域同时发生可塑性时，收敛区域也可能发生可塑性。为了整合多个系统的信息，同步活跃和调节物质对收敛区域也有影响。脑干中的单胺神经元向大脑各个部位发送信号，这些信号作用于神经元，促进了它们的可塑性，使它们更容易适应变化。这种可塑性不仅限于单个区域，而是整合了大脑不同区域之间的变化与适应。

在系统之间发生收敛之前，系统内部也会发生收敛。例如，皮质视觉区的腹侧通路（也称"what"通路，见图2-4）采用分层的信息处理方式，后续处理阶段依赖于前面的处理阶段，并随着处理阶段的推进，信息的表征变得更加复杂。在这里，简要解释一下"表征"。例如，大脑通过运动经验和学习，将自身发出的运动指令与由此产生的动作和外部环境变化之间的关系作为运动表征（运动程序）。同时，认知结构、内部模型、运动程序也是一种表征方式。表征曾被认为能够准确地反映外界，并且可以永久存在，在需要时被召唤出来。然而，在信息处理系统中，现在人们认为现有的表征会与外部信息相互作用，逐步修正并更新为新的表征。

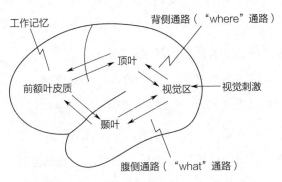

图2-4　两个视觉系统对工作记忆的输入

回到层次化信息处理的话题。在视觉系统的最初阶段，每个细胞对于光刺激的小片断（如轮廓和线段的倾斜）产生反应（见图 8-1），所有轮廓构成的刺激在许多细胞之间重复再现。下一个阶段，细胞从前一个阶段的细胞接收输入，能够再现视觉对象的更大部分。这种经历整合的过程是层次化信息处理的一部分。最终，每个细胞都会表征出整个视觉对象的图像。

这个最终阶段的细胞过去被称为"祖母细胞"（grandmother cell）。假设每个细胞可以表征复杂刺激，如祖母的脸。然而，现在人们认为由突触连接的一小组称为"组装体"的细胞，接收来自较低层次细胞的输入，能够表征面部和复杂景象的视觉对象。[5] 换句话说，驱使我们心智和行为的不是单个细胞，而是"组装体"。这一概念用"祖母细胞"作类比，现在以"教皇细胞"（pontifical cells）和"枢机卿细胞"[一]（cardinal cells）进行解释。大脑的信息处理不像教皇那样独自下最终判断，而像枢机卿那样通过群体判断。换句话说，通过一些细胞的相互作用达到最终效果。

收敛区域是从多个区域接收输入并整合各区域处理信息的地方（自下而上处理）。收敛区域会影响到接收输入的区域。这

㊀ 枢机卿细胞是一种比喻，用来形容在大脑中负责协调不同神经元、细胞集群之间相互作用的细胞。枢机卿（cardinal）是教皇的高级助手，负责协助决策和管理教会事务，因此这个比喻暗示着这些细胞在大脑中的功能类似于协调不同神经元之间的交流和信息处理，从而参与综合判断和决策。在大脑的信息处理过程中，这些细胞帮助不同区域之间相互协调，使得不同层次的信息能够集成和协同工作。——译者注

种影响是自上而下的处理，也就是由高级脑区向低级脑区传递信息的过程。举例来说，前额叶皮质就是一个典型的收敛区域。它作为一个工作记忆中心，负责整合、比较、对照和认知来自不同系统的信息，并且暂时性地存储这些信息以供后续使用，这就是所谓的自下而上的处理。相反，还有一种自上而下的处理方式，它是指利用工作记忆中的信息来控制注意力的方向（参见第 4 章）。这种处理方式称为执行功能，它是一种利用工作记忆中的信息来指导行为的处理方式（参见第 10 章）。

当系统内的收敛完成后，跨系统的收敛就会开始。琼斯和鲍威尔（Jones 和 Powell）[6]在猴子的大脑皮质中确定了接收来自两个或更多皮质的输入的几个区域。由他们确定的收敛区域包括后顶叶区、海马体周围区、前额叶皮质等。考虑到这些区域正在汇集各种类型的信息，因此它们被认为参与了大脑最高级的认知功能。前额叶皮质参与了思考、规划和意志决策的基础工作记忆。后顶叶区在非人类灵长类动物中的认知空间运动方面发挥着重要作用，而在人类中，在大脑左半球涉及语言理解，在大脑右半球涉及空间认知。颞叶内侧部的记忆系统的一部分介于皮质感觉区和海马体之间，为海马体制造长期记忆提供了形成感觉刺激之间关系的材料。虽然海马体是一个接收区，不仅整合了来自各种感觉系统的输入，而且还接收来自其他收敛区的信号，被定位为超级收敛区。

记忆与遗忘的本质

在突触中，有些信号的传递方式是不变的，而有些则是可变的。信号传递方式的改变，尤其是这种变化持续较长时间，与记忆和遗忘相关。类似汽车油门的情况，兴奋的信号直接传递，并且这种兴奋持续下去就是记忆；相反，类似于刹车的情况，兴奋的信号传递被抑制，并且这种抑制持续下去就是遗忘。

继赫布先见之论的提出约四分之一个世纪后的 1973 年，布利斯和洛莫（Bliss 和 Lomo）[7]在兔子身上进行实验，他们给予兔子麻醉，同时使用微小电极电刺激通往海马体的神经纤维，并记录了来自海马体神经元的电反应。当刺激通往海马体的神经纤维时，海马体的细胞按预期产生了电反应。反复刺激通往海马体的神经纤维会导致海马体的电反应明显增强，这种反应持续时间较长，并且需要很长时间才能恢复到基线水平。通过反复刺激，神经纤维与海马体神经元之间的信号传递效率提高，它们之间的突触连接得到了强化。在最初的实验中，这种强化效果持续了 30 分钟到 10 小时，因此布利斯和洛莫将其称为"长时程增强"（long-term potentiation，LTP），但现在已经发现它可以持续数天、数周，有时甚至更长时间。长时程增强不仅发生在海马体中，而且是在大脑中普遍存在的突触可塑性。

与长时程增强相反，通过对输入纤维施加特定的刺激，或以适当的组合刺激多个输入纤维，可引发刺激后突触传递效率在长时间内减弱的现象，称为"长时程抑制"（long-term depression，LTD）。换句话说，长时程增强是正向的可塑性变化，长时程抑制是负向的可塑性变化。而且，如果只发生增强性的传递效率变化，突触传递将会饱和，因此减弱性的变化对于"遗忘"的功能是重要的。从神经回路网络的角度来看，某个突触的减弱性变化将相对化其附近突触的传递效率，赋予传递效率的突触之间更强的对比，从而不仅促进遗忘，还促进学习和记忆。

长时程抑制最初是基于赫布的假设进行研究的。以图 2 - 1 中的神经元 A、B、C 为例，当 A 和 B 同步活动时，假设 C 要么停止活动，要么不与 A 和 B 同步活动，C 与 B 之间的传递效率会减弱。这个假设在 20 世纪 80 年代到 20 世纪 90 年代期间通过对海马体神经元的实验被证实。长时程增强是通过给予 100 赫兹的重复刺激数秒而诱发的，相反，长时程抑制则是通过给予 1~3 赫兹的低频刺激 15 分钟左右而诱发的。长时程抑制不仅在海马体中发现，而且在前额叶皮质的神经元中也有所发现。[7]

在日本，伊藤正男等学者[8]以小脑为研究对象，深入探讨了长时程抑制现象，并将其作为运动学习和记忆形成的生理学基础。在小脑皮质的输出细胞浦肯野细胞（Purkinje cell）几乎同时接收来自两个输入（苔藓纤维输入和攀缘纤维输入）的信号时，从苔藓纤维输入到浦肯野细胞的突触传递效率会降低。这就是长时程抑制。由于攀缘纤维是强兴奋性输入，因此产生了与这种输入联合的苔藓纤维输入受到抑制的负联合。

大脑与小脑在功能上最重要的区别在于，大脑皮质的输出全部是兴奋性的，而小脑皮质的输出则全部是抑制性的。过去，谢灵顿曾将兴奋比作"塑造"（moulding），抑制比作"雕刻"（sculpturing）。[9]换言之，大脑有一种从无形状（神经回路）之处创造新形状的功能，而小脑的作用则是重新塑造大脑创造的形状。前文提到的大脑皮质的长时程增强对应于"塑造"，而小脑皮质的长时程抑制对应于"雕刻"。正如第 5 章所述，小脑作为大脑皮质之间的旁路，适应各种变化，起到调节装置的作用。小脑的长时程抑制作为调节的机制，可以理解为对谢灵顿所说的"雕刻"的一种现代表达。此外，长时程增强对应于认知记忆，而长时程抑制对应于运动记忆。换句话说，前者是指头脑的记忆，而后者是指身体的记忆。[9]

头脑记忆与身体记忆

在讲述运动记忆之前，让我们从一部由导演小泉尧史执导，于 2006 年上映的电影开始。它根据小川洋子的小说《博士的爱情算式》[10]改编而成，记忆在故事情节的发展中扮演了重要的角色。主人公是一位数学家，由于车祸导致他的记忆只能保持 80分钟。然而，在电影中，主人公参与了一场棒球比赛，他是阪神虎队曾经的投手江夏的狂热球迷，而且在棒球方面表现相当出色。也就是说，尽管这位主人公的认知记忆受损，但运动记忆是正常的。然而，在这部电影中，尽管提到了记忆，但并没有明确区分认知记忆和运动记忆，故事并没有按照这个区分展开。尽管这并不是电影的主题，但我对这部电影只将记忆看作认知记忆而不是运动记忆感到有些不满。

在与记忆相关的神经学研究中，有一位患者的记忆时间比这部小说的主人公更短，仅为 15 分钟，这为研究带来了重要的发现。这位患者因为海马体受损而失去了认知记忆，但运动学习所形成的运动记忆仍然保留，这揭示了认知记忆和运动记忆在神经系统中的不同机制。[11]

1953 年，这名癫痫患者在蒙特利尔神经研究所接受了左右颞叶内侧和海马体的切除手术，目的是为了治疗。手术后，癫痫发作的次数减少了，但明显的记忆障碍发生了。手术前的记忆是正常的，但手术后的记忆只能保持大约 15 分钟。然而，这位患者的运动技能的学习与健康人没有太大差异。这位患者接受了一项常用于测试运动技能学习的镜像描写测试。镜像描写测试是将图 2 – 5a 中的双星图投射到图 2 – 5b 设备的前面镜子上。被试在观看投射到镜子中的双星图的同时，从图 2 – 5a 中的箭头处出发，用铅笔描绘星星，使描绘线在双线的中间。在描绘星星的过程中，自己的手和前臂通过镜子可见。图 2 – 5c 是 80 名健康被试进行了 60 天（每天一次）的测试的结果，图 2 – 5d 是患者进行了 3 天测试的结果。[11] 结果显示，随着试验次数的增加，左右手的错误都减少了，这个结果与健康被试没有太大差异。这里重要的是，第二天的第一次测试结果与第一天的最后一次测试结果基本相同，同样，第三天的第一次测试结果与第二天的最后一次测试结果基本相同。也就是说，前一天的运动学习成果得到了记忆，这通过行为指标得到了证明。然而，作为认知记忆缺失的证据，这位患者在第二天和第三天的镜像描写测试期间并不记得前一天已经进行了该测试。

在这个患者的案例中，虽然认知记忆受损，但运动记忆正常，这引起了研究者对认知记忆和运动记忆所涉及的神经回路的关注。正如第 1 章所述，认知记忆位于海马体，而海马体被嵌入在帕佩兹回路中（见图 1 – 1）。然而，运动记忆并不仅仅存在于小脑（见图 5 – 4），大脑基底核也与之相关。此外，尽管认知记忆和运动记忆一开始是在不同的神经回路中，但是通过小脑这种中介途径，它们在二级阶段相互作用（参见第 5 章，见图 5 – 5）。

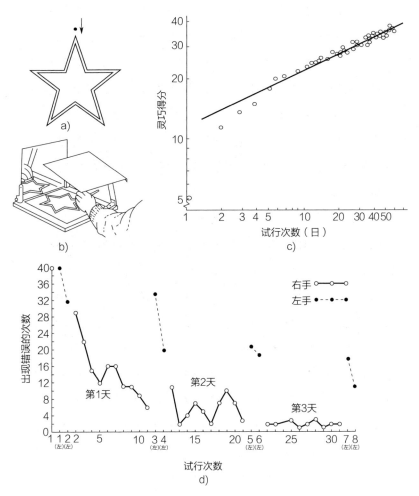

图 2-5　镜像描写测试的装置及测试成绩[11]

a）用铅笔描绘的星形　b）测试装置

c）80 名健康被试两个月内的测试成绩［得分 = 1000/（所需时间 + 超出误差的次数）］

d）无认知记忆的患者的测试成绩

在考虑运动记忆系统和认知记忆系统的基础上，研究者进行了以下测试。给存在大脑基底核问题的帕金森病患者和小脑变性患者安排序列运动学习任务，从而研究大脑基底核和小脑在这种运动学习中的作用。[12] 该任务涉及多个视觉刺激对应的反应键，由于刺激的呈现顺序事先确定，因此当序列刺激重复出现时，健康者会缩短反应时间。然而，在帕金森病患者和小脑变性患者中，研究者并未观察到像健康者一样的反应时间缩短。

此外，研究者对阿尔茨海默病患者和帕金森病患者进行了协同测试，从而研究认知症和大脑基底核在运动学习中的作用。该任务涉及操纵两手握住的手柄，移动安装在设备中央的铅笔，并追踪图形。结果显示，阿尔茨海默病患者在追踪过程中花费了很长时间，但通过反复进行任务，逐渐缩短了所需时间。三个月后再次测试时，该类患者所需时间进一步缩短。而帕金森病患者虽然一度缩短了所需时间，但在三个月后的再次测试中，又花费了较长的时间。换句话说，阿尔茨海默病患者能够学习并记忆双手协调动作，而帕金森病患者尽管能够一时进行运动学习，但无法达到运动记忆。因此，认知症患者能够学习和记忆运动技能，而存在大脑基底核问题的患者则在运动记忆方面存在困难。

第 3 章
"学"与"教"的法则

学习是指在后天习得新知识或技能的过程，但是"学习"和"习得"这两个词之间存在微妙的区别。"习得"相较于"学习"不仅感觉上更加柔和，而且其含义指的是学习者以主动且积极的方式对学习对象进行的影响。相反，"学习"则具有第三者观察学习者问题解决过程的意味。

此外，"经验"是比"学习"更常用的日常用语。"经验"是通过实际看、听、触摸或尝试而获得的，通过经验而获得的知识和技能也包括在内。因此，从概念上讲，学习是经验的一部分，是一个强调获得知识和技能的术语。

学习阶段——可语言表达和不可语言表达的过程

尽管反复尝试任务并不会立即提高学习成果，但通过不断重复任务，原本不理解的任务会突然变得明了，原本做不到的任务也会变得可以完成。学习成果不是与完成任务所需时间成比例地提高的，而是逐步改善的。

以学习的各阶段为例。第一阶段是"理解"解决任务的步骤且"无法解决"任务的阶段。第二阶段是"理解"步骤但"无法完成"任务的阶段。到了第三阶段，"理解"和"能够完成"两者兼备。认知学习中不存在第二阶段，例如，学会了算术的方法，直接进入到第三阶段，即可以完成具体的算术操作。然而，在运动学习中，即使理解了动作的顺序，也可能存在无法完成的时期，这相当于第二阶段。此外，在运动学习中还有另一个阶段，随着动作的自动化，即使不理解动作的顺序，也能够完成动作，这就是第四阶段。在认知学习中，"理解"的过程对应于能够"用语言解释"；在运动学习中，"理解"未必对应于能够"用语言解释"，存在无法语言化的"理解"的领域。换句话说，运动学习的本质存在于那个语言无法涵盖的"无法语言化"的世界。哲学家将这个"无法语言化"的世界称为"隐性知识"（tacit knowledge），并且从古代以来就对其产生了兴趣。[1]

那么，在学校教育中，包括体育、音乐、美术等实践性教学科目和技术家政科的实习，教师是否认为学生对任务"不懂但能做到"就算完成了自己的教学任务？在游泳学校或钢琴课上，学生仅"能做到"便已足够，但学校教育不仅要求"能做到"，还需要"理解"。因此，包括技能在内的学科教育不一定需要用语言来解释，但必须揭示熟练者的"理解"世界。

熟练者的动作是快速的、准确的、流畅的。换句话说，熟练者在进行运动时不需要纠正误差，而是基于已习得的运动记忆，执行由预测引导的动作。由于熟练者的动作已经自动化，因此通常被认为很难用语言来解释。其内在原因在于，与初学者相比，熟练者在中枢处理时间上非常短，无法有意识地追踪自己的动作信息处理过程。第四阶段的"不理解"可以从这个层面看作是"理解困难"。那么，熟练者是如何理解自己的动作的呢？答案已经在解释熟练者的动作中提到。熟练者能够感受到自己动作的"流畅"，并能够通过预测来感知自己和他人的动作。对他人动作的预测通过基于自身运动记忆的"模拟"来实现。此外，熟练者能够在动作执行过程中对自己和环境进行"适当的注意分配"，并且对于新任务，他们能够灵活适应已经掌握的"技能"。[2]

分析哲学家赖尔（Ryle）[3]将知识分为"事实知识"（knowing that）和"技能知识"（knowing how）两种，但是无法通过语言表达的"理解"过程与"理解方法"有重叠。赖尔对"事实知识"的分析并不充分，而是试图阐明"技能知识"本身就是智力足够的条件。根据情境和语境的变化，总是展示高水平技能的动作是体现智力的，这与关于它的解释或用语言表达无关。赖尔认为，头脑中的智力操作，如计算和逻辑推理，实际上是"内化了的技能"，最终可以看作是"技能知识"的问题（参考第 5 章"基于读、写、算的基本动作"）。赖尔强调"技能知识"的背后包含了对"头脑至上"主知主义的批判，这种批判涉及试图通过语言来教授和学习一切的倾向，即过于强调理论和概念而忽视实际动作和技能的哲学观点。

　　无论是认知学习还是运动学习，大脑都会将自身的输出与结果和外部环境的变化联系起来，并将这种关系作为内部模型来获得。[4] 这种内部模型的获得正是赖尔所说的"技能内化"。内部模型这一记忆形式在不同学科领域中也被称为表征、认知结构、程序等，并使用这个模型来模拟和预测近期的事件。内部模型与模拟之间的关系类似于气象工作者从大量的历史数据中模拟未来天气，而如果不使用内部模型来模拟近期情况，流畅的对话和体育活动都无法进行（有关"技能内化"，第 5 章将从神经回路的角度进行解释）。

　　运动学习最初包括通过语言理解动作步骤的认知学习，可一旦将这些步骤转化为身体运动，就很难用语言表达。认知学习在大脑皮质中进行处理，因此可以用语言表达。然而，在运动学习中，动作的步骤是在大脑皮质中规划的，但在这些步骤转化为身体运动的过程中，有意识的大脑皮质的信息处理向无意识的皮质下的大脑基底核和小脑转移，因此无法用语言表达。大脑皮质不能像表达运动细节一样详细地处理身体运动，即使它可以用语言表达出大脑皮质知道哪些肌肉在什么时候以多大的力度运动的程度。换句话说，大脑皮质可能只知道动作模式而不了解骨骼肌。在不考虑这种信息处理过程的情况下，运动学习和记忆通常被形象地表述为"身体记忆"，而"运动记忆"这一术语至今在口头上并不常见。

　　那么，从运动学习和记忆的角度来看，教育科目会发生什么变化呢？从赖尔的"技能内化"角度来看，包括实际技能、实践和实验在内的学科应该强调运动学习和记忆对认知（即"事实知识"）的促进。从这个角度来看，占据学校体育重要位置的"体力增强"（详见术语解释03）可能需要做出调整。体力增强涉及增强肌肉力量和耐力，与骨骼肌、呼吸和循环系统的功能有关。体力训练在一定程度上与时间成正比，可一旦达到一定水平，就会趋于饱和，如果不坚持训练，就会恢复到原来的状态，肌肉力量和耐力不会被保留。另外，运动技能如前所述将逐步提高。运动技能的练习是基于神经系统的功能而存储的，因此，即使在掌握后不再练习，表现也不会显著下降。

此外，技能追求最佳表现，因此该动作有一个目标值，而体力则是测量最大值，动作本身没有目标值。由于没有动作目标，没有学习和记忆，因此体力锻炼不适合学校教育。然而，现代人很少使用骨骼肌，导致身心出现问题。儿童就身体活动水平已经分化为几乎不进行身体活动的群体和身体活动量非常大以至于引起运动损伤的群体。因此，在学校体育中，人们期望提供至少基本的体力锻炼和相关知识指导。另外，通过体验足球或篮球就能知道，运动技能学习也涉及相当大的运动量，因此不必专门设置体力锻炼。

值得注意的是，我认为有必要调整学校中"学习"这一术语的使用方式。经常看到在学科名称中轻率地添加"学习"这一术语的情况，这使学科和学习内容变得不明确。例如，当提到"日语学习"时，是否意识到这是日语课中的一种认知学习，即语言学习呢？同样，体育学习并不存在，更正确的说法应该是体育中的运动学习或感知 – 运动技能学习。

体力增强

　　从日本战后学习指导大纲的变化来看，除体育学
科外的其他学科，最大的变化是 1958 年从生活教育转
向系统主义教育的修订（五八修订，参阅第 5 章）。与
此同时，在体育学科方面，除了五八修订，1968 年的
修订引入了在整个学校中促进体力增强的"体力主义
体育"。在 20 世纪 60 年代，随着肥胖儿童问题的出
现，日本出现了与青少年体力问题相关的情况。在
1964 年的东京奥运会上，日本在作为中心项目的田径
和游泳等运动竞技中遭受了惨败。由于这些情况，"体
力主义体育"开始在日本学校中推广，不仅仅局限于
体育课程之内。例如，将第一节和第二节课间休息时
间从 10 分钟缩短到 5 分钟，将第二节和第三节课间休
息时间延长到 20 分钟，全校学生集合到运动场进行持
久跑、跳绳、循环训练等"课间体育"。这种强调体
力的教育方式阻碍了日本战后体育从"身体的教育"
向"通过身体活动进行教育"、从"训练"向"学习"
的发展。

他人的支持会改变学习能力

　　如前所述，学习的四个阶段是个体内的学习过程，但苏联
的维果茨基（Vygotsky）[5]关注的是受他人支持的学习，并提出了
"最近发展区"（zone of proximal development）的概念。维果茨

基认为，儿童已经达到的发展水平与在基于教育干预的教师指导和援助下可以达到的更高层级的问题解决水平之间存在差距，即最近发展区。例如，研究者对两个孩子进行测试，判定他们的智力年龄均为 8 岁。然后，在教师的帮助下，其中一个孩子只达到了 9 岁的水平，而另一个孩子却达到了 12 岁的水平。在这种情况下，像 9 岁和 12 岁这样的"接近未来发展水平"与当前发展水平之间的差距就是"最近发展区"。在考虑造成未来发展水平差异的学习能力时，人们注意到存在一种不属于"有能力"和"无能力"这两种二元范畴的学习能力。这种学习能力目前是在他人的支持下获得的，但在未来将属于个体自身。维果茨基强调了在自我和他人关系中理解发展和学习过程的重要性。

1982 年，横滨的小学教师长坂敏彦进行的数学实践让人想起了"最近发展区"。尽管是小学二年级的学生，他们还没有学过除法，但已经能够解决小学六年级学生都只有约 10% 的正确率的复杂数学难题。[6]

问题描述：

我去买零食。购买了 5 颗糖球，还剩下 20 日元。于是，我决定把所有（7 颗）糖球都买了。结果只剩下 4 日元。每颗糖球的价格是多少呢？

长坂给二年级学生设计了三个阶段的问题。在第一阶段，他们被要求阅读问题并解答。在第二阶段，他们被要求扮演购买者并进行思考。在第三阶段，他们通过进行"店主游戏"被要求扮演卖家进行思考。结果，在第一阶段，35 个学生中只有 1 个人能正确解答。在第二阶段，有 9 个学生回答正确。在第三阶段，又有 19 个新的学生回答正确。更令人惊讶的是，在问题中没有要求的情况下，有 6 个学生自然而然地知道"最初共有 60 日元"。

在这项实践之前的 1948 年，苏联的心理学家伊斯托米娜（Istomina）研究了 3～6 岁儿童的记忆发展。她给孩子们读出了一些物品清单，然后告诉他们要"记住"这些物品。结果，孩子们只能记住一两个物品。接下来，伊斯托米娜让孩子们玩"幼儿园游戏"，然后玩"商店游戏"，在那里让他们记住要购买的物品。结果，孩子们在进行自发的排练、大声朗读的同时，较最开始所记忆的物品数，此时记住了几乎两倍多的物品。这样，当"商店游戏"为孩子们提供了相关的社会背景时，他们开始积极参与认知活动，展示了相当高的能力。[6]

接下来，让我们从"最近发展区"的角度看一个运动学习的例子。日本小学体育教材中有一个项目叫作"折返跑"。在这个项目中，学生需要在起跑线的前方 20～30 米处插上一面旗帜，然后绕过旗帜跑回来。低年级以下的孩子们以与直线跑部分相同的速度跑入折返部分，却因为跑得太远（超跑）而导致行驶距离增加，所需时间也相应增加。

相比之下，初中年级以上的孩子在进入折返部分之前会减速，不会过度跑远，行驶距离较短，所需时间也较短。这是因为前者没有预测到折返动作，反而因为不减速而需要更多的时间，而后者预测到了折返动作，因此在进入折返部分之前就减速，所以所需时间较短。后者的预测是通过经验和学习积累的运动模拟的结果。然而，在处理折返跑的课程中，如果对小学低年级的孩子进行指导，教他们在到达折返部分前控制速度，就可以帮他们使身体的方向转变更加流畅。

此外，急行跳远被认为是按照着陆动作、起跳动作和空中动作的顺序发展的。在起跳时将腿提起的动作对男孩而言在幼儿期就已经掌握，而在女孩中则需要到 11 岁左右。然而，女孩们即使在幼儿期也能通过教学和练习学会在起跳时抬起腿。此外，在起跳时，无论是手臂前后摆动，还是充分提起手臂，这样的起跳动作也是随着年龄的增长而获得的。但通过练习，无论男生还是女生，在幼儿期都能改善此动作。然而，在空中将手臂向上伸展的动作在小学生阶段通过练习也难以改善。空中动作的平衡也会影响着陆动作，因此即使在小学高年级，许多学生仍然无法双脚着陆而直接冲过。因此，起跳动作是最近发展区的对象，而空中动作则不是。

最近发展区的重要观念在于学习不是在发展的过程中被动地跟随，而是引导着未来的发展。此外，它不仅仅是在量化上拉伸当前水平，更是为当前水平引入新的方向和价值观。[7] 值得注意的是，在实践折返跑的过程中，教师的引导和价值观定向更多地集中在预测动作而不是跑步运动上。此外，长坂和伊斯托米娜实践的要点在于，通过社会背景中的"买卖游戏"激活了认知学习。

从学习的终点来看记忆的分类

正如"习得"一词所示，学习过程被假定为记忆的终点。学习的成果被储存在神经系统中，因此不容易忘记。对于大多数日本人来说，在小学学到的九九乘法表由于频繁使用而被牢固地嵌入了记忆（认知记忆）。此外，练习某项运动时，随着该运动的动作模式在大脑中的记忆，专门用于该运动的四肢的骨骼肌会得到发展。停止练习后，肌肉会减弱，但动作模式的记忆（运动记忆）仍然存在。在此情况下，基于动作模式的记忆进行动作时，减弱的肌肉无法跟上其记忆，导致肌肉拉伤。中老年的篮球或排球爱好者在试图用曾经的技巧进行华丽的表演时，经常会出现跟腱断裂的情况。这个案例很好地说明了运动是在中枢而不是在骨骼肌中储存的。

由于记忆比学习的分类更为详细，因此让我们从记忆的分类中理解学习的差异。记忆分为"可以用语言表达的"陈述记忆和"无法用语言表达的"非陈述记忆。此外，陈述记忆（认知记忆）分为语义记忆和情景记忆，非陈述记忆分为程序记忆和情感记忆。语义记忆是指记住词语或人名等内容。情景记忆是指记住经历过的事件，比如，即使成年后仍然清晰地记得小时候老师夸奖的情景。相比之下，程序记忆（运动记忆）是指通过学习游泳或演奏乐器等方式记住东西，到一定年龄后甚至包括书写风格也属于这种记忆。通过重复动作，大脑学习了自身产生的输出（运动指令）与其结果之间的关系，即输入（感觉信息和外部环境）的变化，从而把这种关系作为大脑的"内部模型"。[8] 其中，基于运动时间结构的记忆尤其构成了运动程序。运动程序进一步分为"选择感觉信息以计划反应的部分"和"汇集运动的各个部分，并通过控制它们的时间关系使它们组成一系列运动的部分"。情感记忆将与情感无关的感觉信息和恐惧、喜悦等情感条件联系起来，以这种感觉信息为线索，产生与之相应的情感。例如，如果在学校经历了不愉快的事情，学校这一环境可能引起当事人的反感，这种情感记忆可能成为当事人拒绝上学的触发因素。而陈述记忆储存在大脑皮质和海马体中，程序记忆除了存储在大脑皮质中，还涉及大脑基底核和小脑，情感记忆则涉及杏仁核和海马体。

另外一个记忆类型是工作记忆，在前额叶皮质中产生，不包括在陈述记忆和非陈述记忆中。这是一种短时记忆，即瞬间存储并迅速消失的记忆。例如，只有在拨打电话时才能记住电话号码的记忆就属于工作记忆。此外，在对话中，如果不能在短时间内记住对方说的话，对话就无法进行。

通过这样的观察，大多数的情景记忆和情感记忆都是一次性经历学习和记忆的结果，而语义记忆和程序记忆是通过反复学习而记忆的。如果大脑不依赖于记忆，只通过来自外部的反馈控制行为，那么它将全力以赴减小感觉输入的误差，尽其所能地处理眼前的现状，而对未来等方面则没有思考。然而，通过大脑基于程序记忆控制行为的前馈控制，我们可以把未来掌握在手中。[9] 程序记忆产生运动指令，在运动指令传递到下位中枢的同时，其感知副本（efference copy）被发送到感觉系统中，感知副本成为运动感知的基础，用于构建图像。如果在与外界运动相同的速度下制作图像，即与感觉输入的处理速度相同，那么大脑内部和外部环境的运动之间就没有差异；但如果图像制作速度较快，就会产生大脑内外之间的差异，这很可能形成主观未来，即时间意识。这样一来，程序记忆成为主观"未来"的源泉，而情景记忆可以被视为主观"过去"，而语义记忆则是没有时间性的，可以称为"现在"。

避免"过度学习"和"过度教导"

在学校和家庭中，教育的一个难点是如何培养孩子们对学习的自主性和主体性。这种自主性和主体性在孩子们被一一教导的时候会被削弱。到底要教到什么程度，从哪里开始让孩子自己思考并让其试错，成为教授—学习过程中的关键。

在学习的初期，反馈是不可或缺的，而这个反馈也是"教导"的手段之一（参见第 6 章）。如果提供过多反馈，学生就可能过于依赖反馈，从而损害学习效果。在运动学习中，有两组参与者，一组是每次尝试都会获得反馈的 100% 群体，另一组是只有一半的尝试会获得反馈的 50% 群体。在学习过程中，这两组几乎表现出相似的技能水平。然而，两天后进行的保持测试显示，50% 群体的表现要比 100% 群体更高。[10] 这意味着，尽管在学习过程中两组的表现相似，但在长期记忆和技能保持方面，只提供了一半的反馈的群体表现更好。频繁的反馈也可以被称为"过度教导"。在教授—学习过程中，"不过度教导"也是一个重要的观点。

除了通过反馈进行误差修正之外，"学习间隔"也可以促进学习。这是教育心理学的一项重要发现。如果确实想要长期记住单词或历史事实，最好将记忆的时间分成几次，插入作为反馈的测试，并逐渐延长测试之间的间隔（参见第 6 章）。

根据脑成像技术的研究，如果在学习中不间断地反复进行相同的任务，该任务引发的脑活动会逐渐减少，这可能是因为被重复的信息逐渐失去新奇性。另外，如果学习的间隔较大，被重复的信息的新奇性得以保持，脑活动则会增加。[11] 此外，"学习间隔"可以促使信息的整理，就像修剪植物一样，将主要的和次要的内容区分开来。"学习间隔"中最重要的就是睡眠（参见第 7 章），这个间隔告诉我们"不要过度学习"的重要性。

追溯"不过度学习"和"不过度教导"的背景时，想到了大江健三郎曾经提到的一对词"忘却学习—忘却教育"。[12] 根据英语词典，前者指的是学习者主动忘记自己已经学到的知识，而后者是让别人忘记或放弃已有的知识。例如，我们现在知道DNA 携带遗传信息，一个卵细胞不断分裂，最终发展成为两足直立行走的人类。然而，DNA 和直立行走的人类之间存在着巨大的差距，人类往往认为自己已经理解了从一个卵细胞到成年人的成长过程，但实际上并非如此。接受现有的知识为理所当然，并对其深信不疑时，我们的认知就不会深化。忘却学习（unlearning）意味着将已有的知识暂时放在一边，对这些知识提出质疑，从不同的角度思考，并使其相对化。此外，跨学科的思考方式也与重新学习有相通之处。

我们通常将事物"划分"，为它们分配名称，以为自己已经理解了它们。这样一来，每个事物都开始自行发展，仿佛它们是不同的事物。然而，一旦将事物划分开来，其中也存在共同点，我们也可以将它们归纳到一起来处理。从这个角度来看，本书所涵盖的运动学习的对象不仅包括体育，还包括书写、绘画、口语、歌唱、乐器演奏、裁缝、烹饪、木工、实验等。此外，运动学习被称为感知 - 运动技能学习，这说明运动学习与认知学习有重叠之处，并产生动作和认知的单一论。然而，为了促使这种忘却学习，旨在教导的忘却教育就应运而生。学习过程和教学过程中"不过度学习"和"不过度教导"的效果在发展阶段上差异很大。让我们以小学、初中和高中的课堂与大学的研讨活动为例进行比较。

在小学、初中和高中的课堂上，如果要教给学生事项 1、2、3、4、5，教师可能只会教 1、2、3 或者 1、3、5，并设计教材和指导方式，让学生能够自行思考剩下的事项。有这样一个课堂，它强调不过度教导。[13] 赫里（Healy）是洛杉矶市郊的一位公立高中的数学老师。他的学生的学科水平差异较大，有些希望进入大学，有些则计划高中毕业后投身社会。在赫里的课堂上，学生们在第一天被按照扑克牌上的数字分组。每个小组都得到了一个"探究表"，上面只写了一个基本的几何命题，小组成员在组内讨论这个命题，然后在表的空白处写下他们认为重要的内容。

在这个授课中，命题可能是"平行线永远不会相交"或"三角形内角之和为 180 度"等。这门课没有教科书，只有一台配备几何学支持软件的计算机和相应的手册，学生可以在没有教师指导的情况下自由使用。作业包括研究或思考当天小组讨论中涉及的定义。第二天，作业被收集起来并随机分发给不同的小组。然后，各小组通过讨论提出"小组的定义"，在整个班级中进一步讨论形成"班级的定义"，并将其记录在"班级教科书"中。要想知道定义是否正确，学生可通过几何学支持软件进行确认。

在这门课程中，教师几乎不教授几何学，而是让学生自主活动。那么，赫里到底在这门课上做了什么呢？赫里会在被学生问到时装出一副"不懂"的样子，消除学生对教师的依赖心理，使学生相信他们可以依靠的是彼此而不是老师。老师不经意的回应可鼓励学生建立各自的角色，并鼓励他们为整个班级做出贡献。

大学生及其以上的研究初学者可能会受到研究室导师和前辈的生活态度本身的默许"教导"，并学习问题解决的步骤。自然科学研究室的前提是每个人在大自然面前是平等的，同时还包含了一种师傅带徒弟的风格，类似于传承技艺的工匠世界，其中包括"看见就学"或"熟能生巧"等传授"知识"的方式。神经生理学实验室进行的动物实验活动从阅读文献开始，包括麻醉和手术方法、电极制作等，这些在论文中没有表达的研究要领充满了传授的风格，这些都以师傅带徒弟的方式传递。

此外，在自然科学中，人们经常被告知不应将现有知识视为绝对不变的法则，而是应该摒弃先入之见，以数据为基准。例如，在坦桑尼亚研究野生长颈鹿育儿的斋藤美保，[14] 极力避免以拟人的角度单方面地解释动物行为，力图排除先入之见，接受真实的观察数据。在个体识别时，她强调手绘草图而不依赖电子设备，并发现该方法在徒步观察中的意义和优势。斋藤这种"不过度学习"的研究态度得到了她的指导教授伊谷纯一郎的"不过度教导"的指导方针的支持。斋藤是在伊谷的一句貌似粗暴的话语——"先去当地找找有趣的东西"——的支持下被派往坦桑尼亚的。在这种情况下，伊谷给初学者斋藤设定了"教导"的大框架，即坦桑尼亚这个地方和野外工作这种方法，并留下了很大的自由裁量空间，以便斋藤可以自己学习。这就好像斋藤被放到伊谷的"牧场"中自由生长一样。在这种情况下，导师需要了解研究上具有意义但尚未被研究的领域，这是"不过度教导"教学的前提。否则，导师将无法纠正学生或研究生的"偏离"。最后，把具有研究意义的事物表达为"有趣的东西"，这本身就是一种教导。

"技能"的学习和"技艺"的训练

研究者在对比钢琴练习的技能学习和通过师傅带徒弟的方式进行的日本舞蹈的训练时，进行了认知科学的分析。[15] 结果显示，在钢琴练习中，老师通常按照初学者已经掌握的知识，依次指导右手、左手和双手的动作。而在日本舞蹈中，学徒从一开始就模仿师傅的整体动作。

在西方艺术中，如钢琴演奏等，存在学习阶段的概念，但在日本舞蹈中并不存在。在西方艺术中，一个特定的技艺会被分解成各个元素，然后按照难易程度进行教授。然而，在日本舞蹈中，一名学徒完成了一部作品的模仿并被师傅评定后，就会进入下一部作品的模仿。在这个过程中，没有强调"进入下一阶段"的概念，师傅和学徒都不会明确划分不同的学习阶段，日本舞蹈的教学不采用这种阶段性的思维方式。可以说，日本传统的舞蹈"训练"并不是按照阶段性的难易程度来设置的，相反，它更倾向于让初学者亲身体验困难，让学徒自己确定学习的阶段和目标。

此外，钢琴练习与日本舞蹈的训练在评估方式上也存在显著差异。对于钢琴练习来说，练习曲在学习的不同阶段都有明确区分（如小奏鸣曲、奏鸣曲等），相应的目标也被明确定义，因此评估也可以明确的方式进行。然而，在日本的舞蹈中，师傅的评估可能只是简单的"不行"或"可以"，而学徒却无法看出"动作"好坏的明确标准。师傅提供的评估模糊不清，因此，学徒需要理解师傅的意图并自主设定目标，而师傅的评估不透明性被设计成激发学徒持续练习的动力。

这种评估的不透明性也经常出现在被誉为日本电影黄金时代的20世纪50年代的大师级导演身上。与日本舞蹈的师傅类似，电影导演会明确告诉演员演技好坏，但却不提供明确的评价标准。导演沟口健二在拍摄电影时，没有给演员提供演技指导，而是频繁地提出批评，他说："你是演员，应该能演戏。我是导演，不会模仿演员。"然而，当时担任沟口健二的助理导演的新藤兼人[16]留下了这样的记录：当看成品时，大家发现在影片中出现的好像并非演员，而是真实的人物。可能沟口之所以不刻意进行细致的演技指导，是因为他认为演员能够领会导演的意图，从而自主创作表演。这是最高水平的"不教而教"的风格，导演需要高度评价演员的能力，而演员也需要以不辜负导演期望的创造性来回应。

这样，日本传统的"技艺"习得得益于"模仿""非阶段性"和"不透明性"，与西方艺术的阶段学习理论有着显著的不同。在西方，无论何时，人们都会将对象分解，从部分开始组装整体，所以练习也是从部分开始，逐渐汇总到整体。相反，日本舞蹈不会将对象分解为部分，而是将整个对象视为一个整体，并通过练习逐渐掌握。从这个解释来看，西方艺术似乎采用了分解学习法，而日本舞蹈则采用了整体学习法（详见术语解释04）。然而，整体学习法是建立在部分相互作用的前提下的，而日本舞蹈的练习中并不存在部分，只有整体。学习日本舞蹈的学徒一心一意地模仿整体，并试图找到师傅看不见的判断标准。[15] 因此，与西方的阶段学习理论不同，日本舞蹈的练习似乎害怕将舞蹈分解，从而导致舞蹈中的重要元素缺失。可能，日本舞蹈认为重要的是"间"[⊖]，而在从部分到整体的过程中，它害怕无法获得"间"。

一方面，日本舞蹈学习中师傅对学徒给予的指示方式为运动学习中教师的指导方式提供了许多启示。师傅在学徒无法灵活运动的时候，会用简练而独特的措辞给予指示，特别是在舞蹈的关键部分。当指示腰部或膝盖的动作时，师傅绝不会使用像"腰的高度是多少厘米"或"膝盖弯曲到多少度"这样的观察性语言，而是使用"腰部再收紧一些"或"膝盖要更柔软"这样的生成性

⊖ 间（間），日文发音为 Ma，指的是一种特殊的时间和空间感觉，它在日本文化中具有重要地位。在舞蹈中，这种"间"的感觉可以理解为舞者与观众之间、舞者与自身之间以及舞者与音乐之间的共鸣和空白。——译者注

语言。观察性语言是从外部观察而来的，是在自然科学中使用的术语。相比之下，生成性语言是表示产生动作一方的"意图"的语言，如"尝试去做"或"打算做……"。在跳箱指导中，"将起始动作与身体分离"就是使用生成性语言的指示，而"以手臂为支点进行体重的转移"则是使用观察性语言的指示。[6]

术语解释 04 **整体学习法和分解学习法**

在体育锻炼方法中，传统上存在着整体学习法和分解学习法两种。整体学习法是指将整个动作作为一个整体进行练习，而分解学习法则是将整体分解为若干部分进行练习。例如，对于网球，直接进行比赛就是整体学习法，而分解学习法则是分别练习底线球、发球和截击。此外，分解学习法还包括纯粹分解学习法（A→B→C→D→A+B+C+D）、逐步分解学习法（A→B→A+B→C→A+B+C→D→A+B+C+D）、反复分解学习法（A→A+B→A+B+C→A+B+C+D）等。

为了在运动学习中灵活运用整体学习法和分解学习法，人们需要对运动中的动作进行要素分析，并确定这些要素之间的相互作用程度。换句话说，从运动中挑选出序列动作或非程序化动作，前者应该采用整体学习法，而后者则应该采用分解学习法。例如，在排球的三段进攻或跨栏赛跑的训练中，强调的是序列运动的学习。跨栏赛跑的训练不应该只是练习跨越单个栏，而是需要练习跨越多个栏，否则就无法掌握各个运动要素（跨栏和间歇）之间的相互作用。

　　这种日本舞蹈的指导方式表明，在实际技能指导中，教师的指导语应该是生成性语言。生理学和运动力学等自然科学对于教师在实际技能指导中所需的知识是支撑教学法的科学，但这些科学知识不是要传授给学习者的教学内容，而且用观察性语言向学生传达的知识通常较难理解。为了克服这一问题，教师应该通过巧妙运用比喻性表达的"技巧语言"来唤起学习者对于动作和身体感觉的类似体验，教育学研究者需要将其系统化。[15]例如，在家政课上，当使用刀切割食材时，为了防止刀切到手指，教师会建议学生保持切割时的手势像"猫爪"一样。此外，在体育课上，教师已经使用了类似"技巧语言"的表达，比如"跨栏跑不是跳，而是跨过去"或者"铅球投掷不是投，而是推"等。使用这种"技巧语言"不是为了详细指导动作，而是为学习者提供更多自主判断的空间，支持"不过度教导"的教学方法。

第 2 部分

学习的五大支柱——追求学习效率

　　在第 1 部分中，我们看到学习的神经科学的实质是在突触中的信号的传递效率的变化（可塑性）。然而，由于其他生物也具有突触的可塑性，仅仅通过这种可塑性无法解释人类在生物界拥有卓越学习能力的原因。即便是同一个人，不同的环境和学习方法也会对其学习效率产生影响。认知神经科学家迪昂（Dehaene）[1]指出了最大限度地提高人类从环境中获取信息的速度的四个功能（注意、主动性、反馈、睡眠），但本书特别强调了在学习基础技能（如"阅读和写作、算术"）时所涉及的主动性。此外，每个功能都有最佳发挥的时间（敏感期），在第 2 部分中，我们将这些功能整合成学习的五大支柱。当学习某事时，如果能够抓住这个敏感期，促进学习者的四种功能，那么学习的速度和效率必定会达到最大。

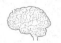

第 4 章

注意——信息的选择与切换

注意这个功能在感觉刺激涌入大脑的并行入口时发挥作用，决定将注意力集中在什么地方，并为有限的感觉刺激设定优先级。例如，在阅读文章时，将注意力集中在每个词汇的准确含义上，或者将注意力放在上下文理解上，会显著影响阅读方式。此外，在练习网球的底线击球时，是将注意力集中在打出的球的飞行方向上更能获得高表现，还是将注意力集中在自己的手臂运动上更能获得高表现？因此，当学习某事时，注意力集中的对象不同，学习任务会有所不同。

注意的两种类型

让我们设想一下，在小学学校学习新的计算方法（例如，除法）的情景。孩子们在相当紧张的情况下，需要从各种感觉刺激中选择教师的声音、手中的平板或黑板上的信息以理解计算的步骤。

　　在算术课上，为了理解计算的步骤，倾听教师的声音以获取必要的信息就是"目标导向的注意"。另外，在课堂上如果听到自己的名字被呼唤，就会朝着声音传来的方向转头，这是"感觉刺激引导的注意"。注意可以分为自上而下的目标导向的注意和自下而上的感觉刺激引导的注意，这两者是独立的机制。在课堂上，大家有时候甚至可以听到远处座位上的私语声。令人惊讶的是，即使是稍微远一点的低声细语，只要留心听，也能理解其内容。这是目标导向的注意中的一种，被称为选择性注意，类似于聚光灯或探照灯的作用。

　　注意是从庞大的信息中提取所需信息的行为，而注意的选择性可以说是对注意力的引导。动作是按序列产生的，而各种感觉刺激是并行输入的。在这种情况下，感觉刺激并不是被平等处理的，大脑只处理所需的感觉刺激，并将其加工为信息。这种对感觉刺激进行信息处理的取舍选择是通过注意实现的，而注意则是防止信息处理容量超出限制的制动器。

　　通过注意选择适当的感觉刺激是在庞大的感觉刺激中寻找模式，并将感觉刺激加工为信息的起点。这与深度学习密切相关。例如，汽车初学者在驾驶汽车时需要注意对车辆的操作，同时还必须关注周围环境的状况变化，这是不断变化的。随着驾驶技术的提升，驾驶变得自动化，驾驶员几乎不需要注意对车辆的操作，而主要集中注意力在对环境变化的情境判断上。而且，如果是每天上下班的常规路线，情境判断往往带有相当程度的预测性，注意也会更具选择性地发挥作用。

　　教师的主要任务之一是适当引导学生的注意力。例如，在学校上课时，学生的注意力集中在教师的声音、黑板上的内容、手中的平板等事物上。他们感知的刺激不仅涉及视觉和听觉，还包括触觉（穿着衣物）和压觉（坐在椅子上）。然而，基于课堂设置产生的行动目标和教师的引导，学生的注意力不会转向触觉和压觉刺激，而是转向视觉和听觉刺激，并在意识中呈现为视听信息。通过这种注意力引导，选择性注意得以实现。

注意的背景——觉醒

毫无疑问，注意在睡觉时是不会工作的。为了让注意发挥作用，每个注意力都必须保持适当的"觉醒"水平。在这里，让我们看看与注意的背景相关的觉醒。觉醒水平是指醒来的程度。负责调节觉醒水平的脑干网状结构对任何感觉刺激都会做出反应，因此觉醒被认为是没有选择性的。想象一下迟到进入大学小班讲座的场景。迟到者会受到教师和所有学生的注视，并且必须找到一个空座位并坐下。为了决定坐在哪个位置，迟到者会引发觉醒反应，提升心率和呼吸率，扩大瞳孔，收集现场信息。这种觉醒反应是系统发育上最古老的注意系统的启动，类似于野生动物在感觉刺激略有变化时察觉到捕食者的接近并逃跑的反应，用以保护自己免受捕食者的袭击。

觉醒水平与表现之间可用倒 U 形表示（见图 4 – 1）。每项任务都有最适宜的觉醒水平，过高（兴奋状态）或过低都无法获得高水平的表现。进行需要强大力量的运动任务时所需的最佳觉醒水平比进行不需要力量的认知任务时更高。而执行需要微调的运动任务时所需的最佳觉醒水平则相对较低，低于执行不需要微调的运动任务时所需的水平。例如，铅球投掷或短跑需要高于日常生活中的正常运动的觉醒水平。另外，计算或阅读在较低的觉醒水平下就足够了，而过度兴奋会导致信息处理不稳定。演奏乐器或进行棒球投掷需要中等觉醒水平，而如果过高，手部协调可能会受到影响。适合每个任务的觉醒水平是通过学习和经验逐渐获得的。

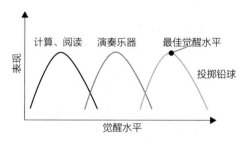

图 4-1　觉醒水平与表现的关系

涉及这种觉醒水平的中枢是脑干网状结构。1949 年，人们发现了一种从脑干向大脑发送信号以产生觉醒的上行性脑干网状结构激活系统。"激活"是 activation 的翻译，意味着自主兴奋，是描述网状结构功能的历史术语。目前，人们认为觉醒功能并非广泛涉及整个网状结构，而是由网状结构内的若干神经元群（神经核）的活动所引起的。每个神经核中存在不同的神经调节物质，这些化学物质包括 5-羟色胺、乙酰胆碱、多巴胺等，形成与大脑模式转换相关的"单胺能系统"和"乙酰胆碱能系统"（参见第 7 章）。网状结构的感觉功能是非特异性的，也就是说，它并不仅对特定的感觉刺激做出反应，因此也被称为非特异系统。

从末梢感觉器到大脑皮质有两个路径。例如，从皮肤发出的信号进入脊髓，向上传播并在中脑分为两个分支。一支进入丘脑的特异核，然后传达到大脑皮质的躯体感觉区。另一支进入中脑的网状结构。网状结构不仅对皮肤感觉刺激兴奋，它对所有感觉刺激都兴奋，这种兴奋通过丘脑的非特异核传递到所有大脑皮质。即使来自特异核的信号达到大脑皮质，如果网状结构和丘脑的非特异核不起作用，感觉刺激也不会被感知。比喻的说法是，从丘脑的特异核出发的感觉路径就像"电子邮件"，而从非特异核出发的感觉路径就像"广播"。

当相同的感觉刺激重复出现时，特异系统保持兴奋不变，但作为非特异系统的网状结构停止活动。这种适应过程被称为"习惯"。然而，如果感觉刺激的类型发生变化，网状结构将立即再次做出反应。因此，网状结构通过活动来提高觉醒水平，从而评估新的感觉刺激。但如果对这种感觉刺激进行无意义或陈腐的评估，网状结构对该感觉刺激的活动将迅速下降。例如，大学生重复进行5次心算，第一次各道心算题对应的心率从平均55次/分钟上升到85次/分钟，但从第二次开始，心率没有上升，通过适应过程恢复到原始心率。

此外，觉醒与选择性注意之间的关系通过神经回路得到解释。选择性注意是在脑干网状结构、丘脑和大脑皮质之间的神经回路中执行的。大脑皮质与丘脑之间存在一些双向连接，通过这种丘脑—皮质间的反馈回路，感觉刺激被处理成意识的知觉信息（见图4-2）。

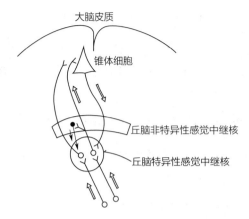

图 4-2　选择性注意中的丘脑到皮质的神经回路

注：图中黑圆点表示抑制性神经元。

　　此外，当深入解释觉醒和选择性注意之间的关系时，我们发现选择性注意是通过神经回路在脑干网状结构、丘脑和大脑皮质之间进行的。大脑皮质和丘脑之间存在着双向连接，这种连接通过一个叫作丘脑－皮质反馈回路的方式，能够将感觉刺激处理成我们意识到的知觉。在这个神经回路中，当某个丘脑特异性感觉中继核的神经元被激活时，介于其中的丘脑非特异性感觉中继核的抑制神经元会抑制其他特异性核的神经元（周围抑制），[2]使这些最初的特异性核神经元保持兴奋状态。与这些特异性神经元对应的大脑皮质区域也会被激活，而其他区域则被抑制。简而言之，被激活的丘脑神经元群类似于一束探照灯，它们会照亮大脑皮质中的特定区域，使这些区域保持较高的活动水平。通过丘脑－皮层反馈回路和网状结构的相互作用，它们共同控制着注意力的方向。因此，网状结构在感觉刺激的作用下，向上位中枢发送唤醒信号。通过网状结构和丘脑皮层之间的反馈回路的相互作用，我们的注意力得以集中在与个体相关的有意义刺激上，并将这些刺激转化为我们能够感知的信息。

测量注意和觉醒对信息处理速度的影响

如前所述，注意被分为两种类型，而它们都受到觉醒的支持。下面介绍一下俄勒冈大学的注意研究专家波斯纳（Posner）[3]于1978年进行的实验。该实验设置了三个需要两种不同类型的注意和觉醒水平的任务，在任务中测量了对呈现的视觉刺激的反应时间，从而比较不同类型的注意和觉醒水平下的信息处理速度。

在第一个实验中，实验参与者被要求在计算机屏幕上看到小方块目标后立即按下按钮。由于在目标呈现之前没有警告信号，因此这是需要"感觉刺激引导的注意"的任务。在第二个实验中，与目标呈现相比，三角形的警告刺激会在按下按钮之前出现，但不知道它将出现在何处。警告刺激将提高参与者的觉醒水平。在第三个实验中，为了研究"目标导向的注意"，在目标出现数秒之前，屏幕上会出现箭头，该箭头既是警告刺激，也显示了将呈现目标的位置。参与者需要控制注意力，并将注意力集中在预期目标出现的屏幕位置。[4] 结果，与第一个实验相比，第二个实验的反应时间缩短了；相较于第二个实验，第三个实验的反应时间缩短了。

让我们详细看一下第三个实验。实验中设定了三种提示箭头（见图4-3）。当箭头准确预测目标出现的位置时称为"匹配试验"，当箭头无法准确预测目标出现的位置时称为"不匹配

试验"。此外，当箭头指示目标在左边和右边出现的概率均为
50%时，称为"模糊试验"。在试验过程中，参与者利用箭头的
提示来学习预测下一个目标的位置。观察三种试验中对目标的
反应时间（见图 4-4）发现，"匹配试验"的反应时间比"模
糊试验"短，准确的方向指导有助于提高注意力的相关表现。
相反，"不匹配试验"的反应时间较长，不准确的方向指导会降
低注意力的相关表现（见图 4-4）。

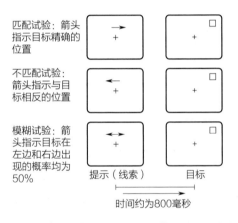

图 4-3　用于研究"目标导向的注意"的空间线索实验[4]

注：正方形代表目标，箭头代表线索。

研究者在澳大利亚进行了一项研究，探讨了患有注意缺陷
多动症（ADHD）和没有患病的儿童在不同类型的注意上的表
现。这项实验使用了索尼的 PlayStation，采用了两种不同类型的
游戏，分别对应不同类型的注意。《特战先锋》（*Point Blank*）
是一款射击游戏，玩家需要尽快按下按钮做出反应，这主要依
赖于"感觉刺激引导的注意"。另一款游戏《古惑狼》（*Crash*

Bandicoot）让玩家操控一种有袋类动物——袋狸完成任务并到达目的地，这需要"目标导向的注意"。实验结果显示，在《特战先锋》中，两组儿童之间没有明显差异，但在《古惑狼》中，患有 ADHD 的儿童比健康儿童的成绩差。[5] 因此，研究者可以推测大脑的不同区域分别负责不同类型注意的信息处理过程。

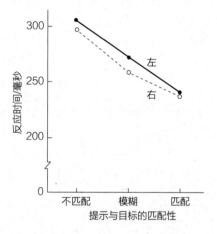

图 4-4　提示与目标匹配性的视觉简单反应时间[3]

注：本图中左、右表示实验参与者注视的目标提示的方向。

那么，在这两种类型的注意中，究竟哪些大脑皮质区域会活跃呢？波斯纳在注意实验中通过脑成像扫描发现了与"目标导向的注意"相关的活动在顶叶和前额叶皮质的上部。另外，与"感觉刺激引导的注意"相关的活动区域位于与"目标导向的注意"活动区域相对应的下方。[5] 通过这样的实验结果，我们得知注意在类型上相当独立，即使一种类型的注意出现问题，也不会影响其他类型的注意。

注意与记忆的整合

"目标导向的注意"和工作记忆（短时记忆和操作）在信息处理和神经回路中部分重叠。例如，在拨打电话并完成输入号码之前的几秒钟内，你需要记住电话号码，这需要使用工作记忆（短期记忆和操作）。让我们来看看"目标导向的注意"和工作记忆之间的关系（参见第 2 章）。

在 20 世纪 70 年代，神经生理学家开始使用猕猴进行工作记忆的研究。虽然猕猴的智力不如黑猩猩，但人们认为其工作记忆容量与人类 1 岁婴儿相当。猕猴的工作记忆研究中经常使用一种被称为"点任务"的眼球运动延迟反应方法，与波斯纳注意实验的第三个实验类似（见图 4 – 3）。

在点任务中，猕猴被训练注视显示器屏幕中央的十字标记。当注视十字标记时，屏幕的周围会瞬间显示一个点。几秒钟后，十字标记消失，猴子必须将注视位置移动到已经消失的点的位置。在此期间，猴子必须将点的位置记忆为工作记忆，因此点任务的关键在于不是基于当前所看到的东西，而是基于记忆的信息做出反应。使用这种点任务及其派生版本进行的实验已经进行了半个世纪，用以研究脑内工作记忆如何编码。结果显示，在基于记忆的延迟反应期间，前额叶神经元具有方向选择性。此外，研究者观察到了与延迟期间长短相关的神经元活动的变化。延迟期间的长短影响了神经元活动的持续时间，但未影响神经元活动的方向选择性。[6]

另外，将点任务与波斯纳的第三个实验进行比较，波斯纳的实验中箭头用以预测目标出现的方向。在这种情况下，实验参与者必须持续关注即将消失的箭头方向，因此这个任务需要将位置信息保存在工作记忆中，这一点与点任务相同。由此可见，"目标导向的注意"包括记忆，并且波斯纳的第三个实验需要工作记忆。

这一事实也得到了脑部成像的支持。研究人员将用于猕猴的点任务应用于人类，参与者被要求在 45 分钟内记忆点的位置，并在此期间以每秒一次的间隔在扫描仪中拍摄脑部图像，总计 45 分钟。结果显示，活动发生在靠近顶间沟的顶叶、前额叶皮质的上前额沟和中前额沟的区域。换句话说，上述区域是波斯纳实验发现的"目标导向的注意"活动的区域。因此，工作记忆和"目标导向的注意"在信息处理和神经回路方面都存在重叠。

计算机游戏对注意力的影响

父母和老师看到现代的孩子们有时一边看电视一边沉迷于平板上的电脑游戏，难免会担心注意力涣散和专注力下降。然而，也有报道称，尤其是涉及生死的动作游戏可能是提高注意力的有效手段。[5] 研究表明，即使是具有暴力成分的动作游戏，也能够强化大脑的觉醒系统，进行 10 小时的游戏能够改善视觉探索，提高对目标的注意力。此外，在玩电脑游戏的过程中，玩家还能够在保持操作能力的同时以超高速度进行判断，这也被认为是电脑游戏提高注意力的依据之一。在注意到电脑游戏可能带来的社交孤立和成瘾的负面影响的同时，我们仍然希望采取措施，使游戏成为提高注意力的途径。

另外，关于电脑游戏对大脑发育的影响，以及使儿童的暴力行为变得难以控制的担忧，时常引起关注。为了验证这种担忧，让我们看一下被称为"脑力训练"热潮的先驱的神经科学家川岛隆太的实验。[5] 川岛等人通过研究儿童在玩电脑游戏、休息及反复进行一位数数字的加法时的三种条件下的脑血流情况来探讨这一问题。他们所选择的游戏以体育为主题，是任天堂游戏软件中比较常见的一种。

实验结果显示，在进行游戏时，大脑皮质的活动仅限于视觉区和运动区，而在进行数学任务时，前额叶皮质表现出活跃状态。换句话说，游戏与"感觉刺激引导的注意"相关，对感觉刺激的反应速度有一定的要求，但对工作记忆的需求较少。相反，数学任务则需要工作记忆。

从这个实验中得出的唯一结论是，以体育为主题的电脑游戏不激活前额叶皮质。此外，川岛等人并未观察参与者行为的变化，也没有进行注意力和工作记忆的测试，因此没有证据表明玩电脑游戏会导致暴力行为。然而，我们仍然必须关注电脑对我们的信息处理和行为产生的影响，就像在 20 世纪我们谈论了许多汽车对我们生活产生的影响一样。

注意缺陷多动症是一种新的认知方式吗？

在现代人的日常生活中，个人电脑和手机已经成为不可或缺的存在。然而，虽然我们习惯于它们的便利，但它们的本质却是非常非人性的。个人电脑的普及迫使我们以一种新的方式使用大脑，特别是给日常生活带来异次元速度，这给人类周围的环境和个体内在世界带来了无法估量的变化，尽管我们尚未完全把握其全貌。

在现代社会中，计算机至少已经充当了管理社会的强大工具。在这里，我们想考虑数字社会对人类，特别是对儿童内在世界的影响。从出生时起，周围就有数字设备的孩子们熟练地使用个人电脑来解决问题、与他人交流，还可能沉迷于游戏。学校也引入了个人电脑，使孩子们能够轻松获取大量的信息，形成与没有个人电脑时代不同的知识世界。信息本质上指的是感官刺激在个体内部得到了某种意义的理解，只有在这种理解发生后刺激才会成为信息。通过网络冲浪获得的信息似乎是与原始信息不同的东西。荷兰教育学者费恩（Veen）将计算机一代的孩子们命名为"数字时代智人"（Homo Zappiens），意为不断切换频道（改变频道）的人类。此外，社会评论家汤姆林森（Tomlinson）针对现代数字社会的速度指出，不仅仅是速度变快了，事物的"即时性"，即"这边和那边，现在和之后"的差距也被无限缩小。[7]

从这个时代的时间感来看，"间歇"处理事物的态度已经消失，新的认知风格可能导致新的心理障碍，这一结果并非难以想象。注意缺陷多动症（ADHD）在精神医学历史上早在19世纪末就已经出现，但真正开始被确认是在过去的40年里，最初主要发生在儿童和青少年中，但最近成年人的病例也在增加。ADHD的特征是不能保持静止，不断地移动，无法抑制冲动的即时需求，经常寻求新的刺激和冲击。换句话说，ADHD患者缺乏耐心，注意力散漫。他们生活在极端缩短的时间内，缺乏持续的注意力，无法持续关注一个任务或活动。这些患者的大脑通过脑影像显示右侧前额叶皮质——负责注意力和抑制的区域相对较小。此外，这种疾病是遗传性的，有报道称与幸福感、动作和注意力相关的多巴胺分泌不足有关。然而，仅通过生理学和遗传学并不能解释 ADHD 患者的数量为什么突然增加。为什么从 20 世纪 80 年代开始，患有 ADHD 的儿童急剧增加？为什么大规模的症状最初在时间高速化最为明显的美国得到确认？

ADHD 的治疗是通过给予刺激多巴胺分泌的药物，但脑内多巴胺水平受大脑基底核奖励系统的影响而波动。例如，无论是人类还是动物，当完成任务后获得奖励时，大脑开始分泌更多的多巴胺，期望下一个奖励。因此，成功完成任务的人的大脑将释放更多的多巴胺。另外，ADHD 患儿由于情绪不稳定，多巴胺分泌受到抑制，但通过努力保持冷静和集中注意力，有可能在不使用药物的情况下缓解症状。

有报道称，对宗教有信仰的人可以改善 ADHD 的症状。对于那些暴露于大量无意义感觉刺激的儿童来说，宗教为他们提供了生活的指导和框架，并为他们提供了选择性地接受或拒绝感觉刺激的优先级。[7]

波斯纳进行了一项关于注意力持续时间短的儿童是否能通过练习专为改善注意力而开发的计算机游戏来延长注意力持续时间的研究。在为期五天的实验中，参与的儿童被要求在监督下专注于游戏。结果显示，最初他们的专注力无法持续，多巴胺的分泌量也较少，但随着时间的推移，情况逐渐改善，多巴胺的分泌量增加。[7]

这项实验的要点是，参与实验的儿童不仅专注于游戏，而且实验者持续关注儿童，并设定了在现代数字社会中缺乏的"被监督时间"。现代的家长们过着忙碌的生活，不断完成多重任务，生活在断片化的时间中，无法持续关注孩子。同样，孩子们也被迫参与一项又一项的课外活动，通过电视和电脑在"看管"中耗费大量时间，与父母一样，生活在细碎分化的时间中。现代儿童的环境被计算机游戏独特的超快速暴力的动作和大音量播放的快节奏音乐所包围，并且不断涌入孩子们的意识中。值得注意的是，ADHD的症状与数字社会的时间模式惊人地相似。在现代数字社会中，大量的感官刺激导致注意力分散，人们还要同时进行多项任务，难以专注于一件事情，因此要求计算机可以即时响应。当前的孩子们没有问与答之间的时光，很难培养出耐心解决问题的能力。ADHD的症状中时刻寻求新刺激、无法静止的特点与现代人的生活态度完美契合。因此，ADHD患儿的注意力缺失可能是父母生活方式的反映。孩子们通过与父母或身边成年人的关系来建立社会地位和情感控制。如果成年人每天都承受着压力，经常陷入"愚蠢"的时间处理中，孩子们会感知到这一点，这对其行为、情感和生理方面都会产生深远影响。

父母的日常安排，以及对时间的主观感知和理解都会对孩子产生影响。这将影响孩子的行动速度、心理状态（紧张和松弛）和情绪反应方式。如果父母频繁换电视频道、一边使用手机发邮件一边在电脑上工作，孩子们也会养成类似的习惯，这种通过细分活动而形成的节奏本身将融入他们的生活。无须提及镜像神经元，从父母的生活方式中发出的信号将被富有感受性的感觉器官接收，大人的生活节奏将成为孩子心理和生理节奏的基础，这一点不难想象。换句话说，大人的可视化时间被吸收为孩子的内在时间，而无意识地发生在大人内部时间中的变化会以孩子的病理症状的形式显现。

这种数字社会与 ADHD 的关系并不是极端的观点，而是许多研究者的共同认知。一些精神医学家已经开始将 ADHD 看作是大脑信息处理的一种特殊方式，即一种新的认知风格，而非疾病。即使不被视为疾病，这仍然不可避免地让孩子为当代时间的细分和加速付出代价。

原本，童年是时光悠缓流逝的时期。从成年人的角度看可能难以理解，但孩子们喜欢在沙坑或花园中挖洞，愉快地搅拌泥巴，仿佛时间停滞了一般。虽然从成年人的角度看似乎什么也没有发生，但孩子们会随着好奇心的驱使进行探索，快乐地观察沙土随意变形。通过这种与周围积极的互动，他们了解自己周围的世界，用手触摸各种物体，用眼睛观察，以自己的方式组装和重组事物，并能够想象出眼前没有的事物。

在没有明确目标和计划的时间里，孩子与朋友一起玩耍，建立与他人交往的方式。至少在达到学龄之前，体验轻松自在的时光对于人类的发展至关重要。此外，让孩子在 9～10 岁的年龄段内经历这种轻松自在的时光可能是理想的。当学校教育开始时，由于不可避免地接触到数字信息，孩子们可能会陷入"被打断"（指中断、分散注意力）的状态，因此确保孩子们有足够的轻松自在的时间被认为是当代教育面临的挑战。

好奇心如何被增强?

学生经常不顾疲倦，为了明天的考试熬夜到深夜。此外，上班族可能为了明天必须完成的工作而通宵达旦。在这种情况下，渴望得到朋友、家人和公司的认可是如何激发大脑皮质运作的呢?

网状结构不仅可以通过底层刺激从下向上地激发，还可以通过大脑皮质的自上而下的下行通路来激发。[8] 遵循社交愿望的大脑皮质的激活是通过影响网状结构的机制，通过自上而下的通路使其激发的。同样的机制也解释了人们在有烦心事时为何难以入眠。

在睡眠中，感觉刺激会抵达大脑皮质，大脑皮质也在一定程度上受到来自网状结构的激活。通过这样的过程，大脑进行了读取感觉刺激意义的高级信息处理，如果这种感觉刺激对于个体来说很重要，那么信号将从大脑皮质发送到网状结构，引起觉醒。这在深度睡眠中也得到了一定程度的证实。感觉刺激的分析涉及网状结构和大脑皮质的参与。例如，对于正在睡觉的人来说，具有个人意义的听觉信息，如姓名或自己孩子的哭声，比其他听觉刺激更容易唤醒他们。

婴幼儿对周围的一切都充满新奇，而青少年每天都在建立新的人际关系，积累各种社会经验，其大脑中的网状结构的兴奋水平有很多机会增加。相反，随着年龄的增长，建立新的人际关系的机会减少，网状结构的兴奋水平也逐渐下降。

处于婴幼儿到青少年阶段的人可能经常被批评为"不安

分"，但他们会关注和处理新奇的感觉刺激，并将其作为个人信息积累起来。这样的年轻人的网状结构功能是学习的生理基础，条件反射学中称为定位反射。相比之下，老年人可能会被评价为"安静"，但由于接触新奇感觉刺激的机会较少，网状结构的活动减弱，他们学习新事物的机会也相应减少。

　　然而，即使年龄增长，仍然有一些好奇心旺盛、开拓新事物的人，特别是一些艺术家，如画家或书法家。正如前面所述，一般而言，随着年龄的增长，经验越来越丰富，因此接触新事物的机会减少，好奇心也减少。抵抗老化的神经回路可能主要位于大脑皮质向网状结构的下行通路上。老年人的大脑皮质已经积累了大量的信息，这些记忆形成了个体的个性。通过大脑皮质中积累的个性，网状结构可以通过条件反射对与个体更感兴趣或想要深入了解的感觉刺激做出反应，这对于人类，尤其是老年人，是重要的。这种从大脑皮质到网状结构的条件反射可能主要通过大脑皮质向网状结构的下行通路实现。老年人对于感觉刺激的敏感度，即对于底层的网状结构刺激的下降，使得来自大脑的上层的网状结构的条件反射变得更为重要。通过大脑皮质到网状结构的下行通路，高级的精神功能（如情感和智力）可能通过条件反射调动觉醒系统的活动。因此，处于缺乏新奇性的环境中的人的觉醒水平未必低。

　　进一步扩展到"动机"和生理学上的激励机制，我们可以注意到与前述相似的网状结构功能。网状结构似乎对轻微的感觉刺激做出反应，通过与上位中枢的相互作用，创造出"动机"。在丘脑和大脑皮质之间的反馈回路以及与网状结构之间，通过对大脑中储存的记忆和感觉刺激进行比对，通过大脑皮质到网状结构的下行通路，网状结构不仅对新奇的感觉刺激进行增强，而且对符合好奇心和兴趣的感觉刺激也进行增强。与生物学本能（如食欲、性欲和社交欲）相对比，这种对好奇心和兴趣的增强似乎是无限的。例如，食欲会在下丘脑的食欲中枢没有受损的情况下，在一定程度的食物摄取后达到满足。

相反，对于金钱欲望和物质欲望来说，它们似乎是无穷无尽的。在对音频设备有兴趣的人中，有些人对音频的准确再现追求到了极致。这些好奇心和兴趣通过大脑皮质、丘脑和网状结构之间的神经回路被放大，形成了相当具有自主性的机制。在这种情况下，感觉刺激仅仅是触发器，大脑皮质到网状结构的下行通路通过调节网状结构的活动，为学习和教育介入中枢神经系统的兴奋提供了空间。换句话说，通过这种下行通路的条件反射，注意力、好奇心和兴趣可能会被引导，个性也可能在这个过程中形成。同样，在第 1 章中讨论情感条件反射时，提到了从前额叶皮质到杏仁核的情感条件反射。尽管在当前神经科学中尚不清楚，但情感条件反射和大脑皮质到网状结构的兴奋条件反射可能是相互关联的，在想象中，这种机制可能增强好奇心和探究心。

主题 1

打网球时应注重球的飞行方向

在进行体育锻炼时，有关方向的注意力对表现产生重大影响。例如，在练习网球的底线挥拍时，将注意力集中在球飞行的方向上，相较于专注于自己手臂的动作，更有助于提升表现。前者被称为外部关注，后者则被称为内部关注。

这两种注意力分别用于研究封闭技能（closed skill）和开放技能（open skill）。封闭技能是指在径赛中受外部环境影响较小的技能，而开放技能则是指在球类比赛中受环境变化影响较大的技能。

1999 年，乌尔夫（Wulf）[9]等人通过使用高尔夫的挑战性击球（pitch shot）来比较内部关注和外部关注对运动学习的影响。由于参与者是高尔夫的初学者，因此研究者进行了关于站位、握杆和姿势的演示，并允许参与者进行球杆的挥动。这样的引导进行了约 10 分钟，然后将参与者分成两组。内部关注组被告知将注意力集中在自己手臂的挥动上，而外部关注组被告知将注意力集中在球杆的轨迹上。参与者在距离目标 15 米的位置击打球，目标是一个直径 90 厘米的圆形，有 4 个同心圆，从外到内分别分配了 0 ~ 5 分。结果显示，在经过 8 轮的练习（每一轮有 10 次练习机会）后，不仅在练习当天，而且在练习后的第二天进行的保持测试中，外部关注组的表现都优于内部关注组。考虑到目前许多教师在教学中都侧重于对学生的身体动作进行指导，这个结果令人震惊，因为只是改变了指导方式就使表现有了显著变化。

同样，在篮球的罚球方面，报告称外部关注相较于内部关注能够取得更高的表现。所有实验参与者都在进行罚球时关注手腕的动作（内部关注）或篮筐的边缘（外部关注）。为了不影响实验的顺序，一半的参与者首先在内部关注下，然后在外部关注下执行任务，而剩下的参与者则以相反的顺序执行任务。

此外，在需要开放技能的网球反手击球中，研究者研究了注意方向对表现的影响。参与者成对进行，一人从另一侧球场上掷球，掷出的时机以及球的轨迹方向、距离和高度发生变化。外部关注组被指示预测击球轨迹和着陆点，而内部关注组被指示关注自己的挥拍和击球站位。结果表明，外部关注组击球更为准确。在需要开放技能的体育运动中，运动员需要处理大量信息，尽管集中注意力的时间相对较短，但外部关注仍然取得了效果。

在运动学习中，当外部关注的有效性发生在离身体较远的地方时，身体运动更易被辨识，外部关注的效果更加显著。而且，外部关注的效果在个体之间差异较小，是一个普遍的现象。此外，在第 7 章中讨论的反馈效果中，外部关注的有效性也得到了报道。[9]

第5章
主动性——动作与认知的结合

"ソ"和"ン"、"ッ"和"シ"在目视上很难区分，但实际写出来后，通过动作的差异就能理解并学会区分它们。这样，动作和认知之间形成了密不可分的关系，文字中刻印着认知的系统发展，而其起点则植根于动作。另外，口语中 0.13 秒内可产生一个音节，钢琴演奏者可以每秒 16 次的速度迅速按下键盘。由此可以想象，语言和动作可能在相似的信息处理基础上得以支持。本章将揭示主动的动作如何助力学习。

动起来才能理解——俳句、照片、速写

这个世界在空间和时间上都没有边界，只是无限地延伸着。然而，我们在这个无限扩散的世界中"剪切"，赋予其意义，形成了各自所知的世界。以这种"剪切"为结果的表现形式有小说、绘画、戏剧、电影等，而被剪切的"一块"被认知心理学称为"块"（chunk）。有意义的信息块是从研究记忆容量时记忆无意义数字的情境中产生的，而在盲目地记忆事物时，据说记

忆容量的极限是 7 加减 2。[1] 然而，生成块的信息处理（块状处理）依赖于知识，通过学习，学习者可以形成对自己有意义的块，从而最终能记住许多事情。例如，国际象棋[2]和将棋[3]的熟练玩家被认为能够在比赛时迅速记住棋子的摆放。而我们通过文字或影像切取的景色和场景，比如俳句和照片，则反映了作者通过经验和学习积累的观点和意图，体现了作者的理解方式和大脑中的认知结构（表象）。这个过程也被称为通过感知引导行动（表达）的方向。

俳句和照片是以"语言表达"和"按下快门"为前提展示风景和场景的。换句话说，俳句和照片是基于输出（动作）为前提的输入（知觉），而动作则影响着知觉。也就是说，知觉不仅影响动作，动作也影响知觉。进一步举例说明。比如，在球类游戏中，观察敌我双方球员的布局以判断传球方向，是一个知觉影响动作的例子。另外，在棒球中，试图打出全垒打时观察投球的方式与试图击打安打时观察投球的方式是不同的，这是动作影响知觉的例子。同样，学生为了参加考试而阅读、教师为了计划课程而阅读、研究者为了写论文而阅读，阅读的方式各异，这是动作影响知觉的例子。

这样的知觉和动作关系也可以称为"知觉和动作的单一论"。提到"知觉和动作的单一论"，可能让人联想到冯·魏茨泽克（von Weizsäcker）[4]提出的概念，虽然有点哲学性，但通过观察大脑中神经元的连接，我们可以发现所有领域都是相互联系的，特别是负责知觉和动作的区域是相邻的，有时甚至跨越到运动前区腹侧部和顶部联合区的镜像神经元系统[5]（见图 5−1）。

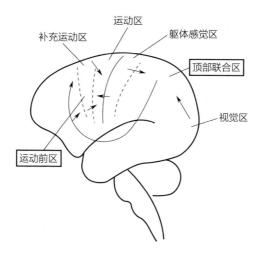

图 5-1　大脑皮质关联区域

感觉和肌肉感觉经过躯体感觉区和脊髓传入，涉及骨骼肌的运动区似乎被一个深沟（称为中央沟）分隔，但实际上大脑皮质只是向下弯曲，两者之间有密集的纤维连接，知觉和动作紧密相连。如果魏茨泽克还活着，并且了解到镜像神经元的发现，他可能会得意地一笑："这就是我一直在说的，对吧？"

回到知觉和动作的一元论，与照片相比，速写是一种更"视觉动作化"的剪切行为，比照片更具主动性。"视觉动作化"是有关视觉和动作一元论的术语，换句话说，速写是由观察的主动性和身体性构成的。也就是说，观察的主动性是通过感知来绘制图画，而身体性是以视觉和肌肉感觉为中心的运动感觉（参见术语解释 05）来协调眼睛和手的。很可能，基于观察的主动性和身体性的速写能够比仅被动观看更深入地理解观察对象。

例如，西班牙神经解剖学家卡哈尔（Cajal）使用高尔基（Golgi）设计的染色法，将神经细胞整体染成黑色，并在光学显微镜下详细勾画了中枢神经系统各个区域的神经细胞。他用比任何人都更详细的速写描绘了染色的神经细胞，并发现了神经细胞末端存在间隙（突触间隙）的事实（神经元理论），并因此获得了诺贝尔生理学或医学奖。

卡哈尔在回忆录[6]中提到，观察通过速写而完成，通常会忽略的细节在观察中不会被忽略。此外，他坚称，对于神经解剖学研究来说，准确的图表比用文字描述更为重要。

术语
解释 **05**　　　　　　　　**运动感觉**

运动感觉（kinesthesia）由两种感觉器官主导，即当肌肉伸展时产生信号的肌梭和当皮肤伸展时产生信号的鲁菲尼小体，但也涉及视觉等其他感觉，是一种复合的感觉，与感觉器官并非一一对应。运动感觉包括四肢的运动感觉、四肢的位置感觉、肌肉力量感觉、努力感和重量感等。四肢的运动感觉是指在关节运动时产生的感觉，而关节静止时的感觉称为位置感觉。当缓慢移动关节时，不会产生运动感觉，但会感觉到最终位置，因此运动感觉和位置感觉是独立的。然而，人们有时很难区分它们，有些情况下会将位置感觉误认为是运动感觉。[9]另外，作为中枢因素，感知副本被认为是一种机制。当来自运动区的运动指令传递到脊髓时，它同时也将运动指令的内容传递到感觉系统以起到调节运动的作用（见图5-4a）。

值得注意的是，他对速写的执着并不是因为摄影技术的滞后。在 19 世纪 50 年代，第一张显微镜照片已经拍摄出来，到 19 世纪末，照片在自然科学中被广泛使用。卡哈尔更看重速写相对于照片更具主动性。卡哈尔教授学生速写和水彩画技术，告诉学生速写能够比照片更有选择性和分析性地促进观察。如今，在医学教育的人体解剖学实践和组织学实践中，对人体和细胞速写的重要性传承了下来。

这种卡哈尔的教育和研究态度在西班牙以外的国家也得到了传承，有很多学者继承了他的研究传统。在日本，万年甫[7] 使用了卡哈尔同样的染色法，于 1988 年出版了《猫高尔基染色图谱（英文）》。此外，被称为神经解剖学的居里夫人的张培蕾（Chan-Palay）[8] 在 1977 年的《小脑齿状核（英文）》一书中，使用与卡哈尔相同的染色法，细致描绘了光学显微镜图像，并配有电子显微镜图像。

直接经验——认知的"返祖"

日本战后的学校教育课程历史可以被比作生活教育和系统主义教育（详见术语解释 06）之间的跷跷板游戏。它强调与日常生活直接相关的生活教育，通过直接经验促进具体的认知。然而，这种认知容易出现个别事例的偏见，因此生活教育在历史上被批评为"绕圈子"的教育。系统主义教育根据学习者的认知水平和能力，有目的地组织和呈现人类积累的知识，以促进人类的学习和发展。就知识获取而言，系统主义教育比生活教育更为高效，考试成绩也更容易取得。然而，系统主义教育涉及的知识缺乏具体性，与学习者的日常生活联系不够密切。日本战后的学习指导要领于 1958 年（五八修订）从生活教育转向系统主义教育，但为了纠正系统主义教育的弊端，目前引入了强调生活教育的"综合学习"。在类似的语境下，强调直接经验的户外活动已经在暑假实施很长一段时间。

直接经验在现有教育学中被认为具有重要意义，特别是在幼儿教育中，重视在间接经验之前积累充足的直接经验被视为对认知深化至关重要。然而，关于直接经验如何影响我们的认知深化，从生物学角度尚未得到充分理解。在这里，我们希望将直接经验替换为主动动作，通过区分被动动作和主动动作的差异，明确将直接经验与认知之间的关系作为教育学原理来定位。

术语解释 06　生活教育与系统主义教育

日本战后推行的生活教育受到美国经验主义教育和以儿童为中心的理念启发，形成了一种跨学科的教育方式。这种方法以问题解决（problem-solving）模式的学习为基础，旨在激发学生形成学习小组。尤其是在课程设计上，这种方法强调了以社会科学和以游戏为核心的教育模式，并且得到了广泛的实践。比如，通过实地体验研究街上行驶的货车的最大装载量，或者将在常规课程中学到的知识应用到运动会或学校表演中。

然而，随着教学大纲具备了法律约束力，生活教育迅速衰落，这其中的原因涉及教学大纲的制定、学科之间的关联性以及教师的负担过重等。与此同时，系统主

义教育则是从对生活教育的批评中发展起来的，其教育
内容强调了系统性和顺序性。特别是在数学和历史领
域，学校更加注重教学内容的系统性。在数学中，系统
主义教育提出了不能无视加、减、乘、除的顺序，而是
要按照一定的步骤教授。此外，在历史学中，系统主义
教育更强调按照社会发展历史顺序从古代到现代的教学
方法。

让我们来看一下赫尔德和海因（Held 和 Hein）[10]的实验，他
们揭示了主动动作对视知觉的影响。在 1963 年，他们在黑暗房
间里养育了同一对父母所生的两只小猫，从出生后 8 周到 12 周，
每天让它们在一个有垂直条纹的圆筒中运动 3 小时（见
图 5 - 2）。其中一只小猫（主动猫）可以自由沿着墙壁移动，
而另一只猫（被动猫）被放在箱子里，随着伙伴的移动被吊在
天秤的另一侧吊篮上移动，别无选择。也就是说，主动猫的动
作与景象的移动是相对应的，而被动猫的动作与景象的移动则
不是相对应的。类似于被动猫的移动，用人来比喻的话，就像
是坐在婴儿车或者坐在汽车里移动。他们利用这种训练过的猫，
进行了视觉断崖避障实验（见图 5 - 3）。这个实验旨在测试深
度知觉。实验中，一个高架式平台上的底板被覆盖了厚厚的玻
璃板，使得底板上的格子状图案可以清晰可见。从平台中心到
边缘前行约一米的位置，玻璃板下方的底板将消失，而在玻璃
板下面 1 ~ 2 米的地方可以看到一个呈现方格状的图案。这个设
计的目的是在视觉上制造出一种视觉差异，让人感觉仿佛脚下

是一片悬崖绝壁，会掉下去一样。通过使用这个装置来确认深度知觉，结果显示主动猫成功避开了悬崖，而被动猫则没有做出相应的避让动作。

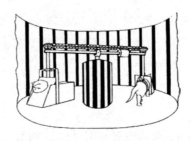

图5-2　给予主动猫和被动猫相同的视觉信息的装置[10]

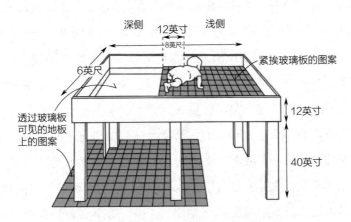

图5-3　用于婴幼儿视觉断崖实验的装置[10]

注：1英寸=0.0254米。1英尺=0.3048米。

因此，可以理解深度知觉的发展对于自身动作和外界变化的对应是至关重要的。就像猫一样，老鼠和猴子在能够移动的时候也会避免朝悬崖的方向移动。换句话说，可以说深度知觉是在移动变得可能的时期发展起来的。

为了确认能够爬行的 6 ~ 14 个月大的人类婴儿的深度知觉，研究者使用了类似的装置，并让参与实验的婴儿的母亲从没有悬崖的一侧和有悬崖的一侧分别呼唤婴儿。[11] 结果显示，当从没有悬崖的一侧呼唤时，婴儿高兴地朝母亲方向移动；但当从有悬崖的一侧呼唤时，婴儿会犹豫、哭泣，不愿朝母亲方向前进。此外，他们还将不能爬行的一个月大和两个月大的婴儿放在两侧，并测量了他们的心率。[12] 结果显示，一个月大的婴儿的心率在两侧都没有变化，而两个月大的婴儿的心率在有悬崖的一侧下降，被认为是在关注目标。另外，能够爬行的九个月大的婴儿的心率在有悬崖的一侧上升，被认为是引起了恐惧情感反应（参见第 11 章）。如此，我们可以得出：一个月大的婴儿无法理解深度；两个月大的婴儿能够理解深度，对悬崖没有恐惧，反而表现出兴趣；当学会爬行时，婴儿对悬崖的知觉就会与恐惧联系在一起。

就像赫尔德和海因的被动猫实验一样，乘坐由他人驾驶的车前行时，我们对行车过程的了解就像被动猫对信息的处理一样困难。此外，在当今全球定位系统（GPS）广泛使用的情况下，我们的自我导航能力可能会下降。一项研究指出，与我们直接使用经验或纸质地图相比，[13]持续使用 GPS 导航系统会导致我们的大脑无法形成空间地图，对行驶路径和地点的认知变得匮乏。对于那些使用车载导航系统的人，这可能是可以理解的结果。

此外，根据经典感知心理学的观点，主动动作被认为可以促进知觉及其记忆。例如，相比于被动地接触物体，我们通过手主动探索物体时更容易准确地识别物体。这被称为主动触觉。人们在大脑皮质中负责接收皮肤感觉的区域——躯体感觉区——也发现了在主动触觉中才活跃的神经元。类似地，在闭眼时重新演绎手的直线运动时，从运动起始位置到最终位置，自己动手比由他人移动手更准确地重新演绎了最终位置。[10]

这样看来，动作指的是主动与外部环境互动，它对获取能够促进认知深化的信息具有重要意义。包含主动动作的直接经验在幼年时期的认知发展中扮演着关键角色，是自我思考的第一步。然而，若转向关注 21 世纪的学校教育，则数字化教育可能会迅速发展。如今，互联网和智能手机已普及，可获取的信息受到社交网络服务（social network service，简称 SNS）和搜索引擎算法的操控。此外，社交网络服务的发展导致了回音室效应（详见术语解释07），它只提供给用户想要获取的信息和相信的故事，使用户对社会的看法产生扭曲。我们自认为正在独立思考的事情，却在不知不觉中已经受到人工智能（AI）及其控制者的影响，出现了"思维外包"或"思维外部化"的趋势。

从这样的角度来看，至少在小学低年级之前，教育内容应以重视直接经验为中心，否则儿童的认知就会像建立在沙滩上的楼阁一样不稳固，各种弊病可能会不断涌现。如果将认知的发展从抽象的层面追溯到具体的层面，直接经验就是认知形成的"第一步"，换句话说，是认知的"返祖"。因此，直接经验在人类认知形成中是一种不可或缺的行为。

术语
解释 **07**

回音室效应

在互联网上搜索某事物固然便利，但同时也充斥着错误信息、谣言和中伤。互联网在扮演了词典和书籍等角色的同时，也产生了一种特定的回音室效应（echo chamber effect），使错误信息蔓延。使用社交媒体的人更容易接受支持其现有观点的信息，即使这些信息是错误的。因此，他们也容易被困在回音室中。社交媒体上聚集了持有相似意见和观点的人群，导致扭曲的特定观点和看法被共享和放大，这被称为回音室效应。

"主动"与"被动"的神经回路差异

为了理解主动动作在促进认知深化时大脑的信息处理流程，让我们比较神经回路中主动动作和被动动作之间的区别（见图 5-4）。简单地说，伴随着主动动作的信息处理流程如下：在大脑皮质的前额叶皮质制订动作计划，然后基于该计划，从运动区的神经元向脊髓发出运动指令，脊髓的运动神经元兴奋引起肌肉收缩。当运动指令从运动区传到脊髓时，指令内容也被发送到感觉系统，这被称为感知副本（efference copy），它预测了由于肌肉收缩产生的感觉信息。在感觉系统中，感知副本与感觉信息（自传入感觉）进行比较，如果两者一致，感觉信息将不被发送到运动系统，但如果存在误差，则该误差将被发送到运动系统。通过重复动作并循环此回路，神经信号修正错误的过程就是运动学习。相比之下，被动动作由于没有运动指令，所以没有感知副本的存在。即使手脚被动地移动，也会产生感觉信息（外传入感觉），但由于缺乏提取并修正误差的过程，因此运动学习无法实现。如果不是主动动作，那么学习效果就会不明显，原因就在于此。在这里，自传入感觉指的是由自己的动作产生的感觉信息，而外传入感觉则是指由他人移动四肢肌梭的信息以及四肢运动的视觉信息。[10]因此，身体活动不仅能强化肌肉力量，增强呼吸和循环系统的功能，而且在运动指令和感觉反馈的误差校正方面也非常重要。动作的意义在于通过用骨骼肌验证头脑中的想法来深化认知。

有关感知副本的生理学证据并不多。研究人员通过对躯体感觉区的单个神经元进行分析，可以观察到神经元的活动主要是在动作之后出现的感觉反应，但也有一些神经元的活动是在动作之前出现的。这些躯体感觉区的神经元的活动可能更多地涉及动作时的姿势或者感知副本，而不是与运动的开始有关。在一项探讨感知副本可能性的研究中，研究人员对处于清醒状态的猴子进行了实验，让它们进行了主动和被动的关节运动。结果显示，在被动动作中，躯体感觉区的神经元的兴奋在动作之后可观察到，而在主动动作中，动作之前也有神经元的兴奋。[9]此外，相关研究发现对人类手腕进行局部麻醉后，试图移动未动的手腕会感觉到手腕在移动。而且，努力试图移动时，被试也感觉到手腕的运动幅度也会增大。[14]换句话说，当试图移动手腕时，大脑会向手腕发送运动指令，通过感知副本的作用，未动的手腕会产生动作感觉。据推测，这时感知副本会到达顶部联合区。

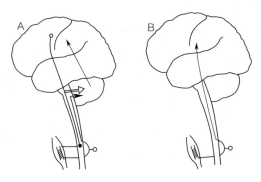

图 5-4　与主动动作（A）和被动动作（B）相关的神经回路

注：图中白色箭头表示感知副本。

连接认知与动作的小脑通路

到目前为止，我们已经讨论了知觉与动作、认知与动作之间的联系。这种联系的神经基础经常被解释为由跨越运动前区和顶部联合区的镜像神经元构成。然而，在这里，我们想要更多地关注宏观认知和动作之间的关系。换句话说，这是一种神经回路，它将理解和记忆事物的过程（比如学习新知识或理解某个概念）与学习和记忆动作的过程（比如学习骑自行车或打篮球）联系起来。

在初级神经水平上，认知记忆和运动记忆通过不同的神经回路运作，但在更高级的层面上，它们通过小脑介导的旁路机制相互作用。伊藤正男[15]发现了小脑形成前庭动眼反射回路的旁路，并控制这种反射。他将这一发现扩展到各种神经回路，并提出了小脑形成这些神经回路的旁路（见图5-5a）并充当控制装置的假设。在本书中，我们进一步扩展小脑的旁路模型，认为小脑的旁路连接着认知和动作的回路。

前庭动眼反射是一种容易体验的现象。试着用一只手把你正在阅读的这本书左右摇晃。文字会在你的眼前呈现出左右晃动，这使你读起来会很困难。但相反地，如果你用双手固定住书，然后左右摇头，读起来会轻松得多。另外，当你跑步时，头部会上下晃动很多，但视野却是稳定的，你还能读懂路标上的文字。这是由于与头部动作相应的信号从内耳的半规管（对头部旋转运动产生反应）和耳石器（对直线运动产生反应）的毛细胞发出，进入延髓的前庭核。在那里，输出的信号会刺激或抑制位于中脑和延髓神经核内的外眼肌运动神经元，迅速使眼球反向转动以抵消头部运动，从而防止视线晃动，这便是前庭动眼反射的作用。另外，原小脑的一侧接收内耳感觉器的输入，向前庭核输出信号，成为前庭动眼反射回路的旁路（见图5-5b），它会与头部各种速度的运动同步，不断调整这一反射，从而使视网膜误差最小化。

当我们扩展这种小脑经由的旁路模型时，可以认为小脑进入了中枢神经系统中的许多反射回路，作为一个可变因素发挥作用（见图5-5c）。此外，不仅是反射，所有与大脑皮质有关的输入和输出关系都以某种方式涉及小脑（见图5-5d）。小脑的一侧对前庭动眼反射的控制误差进行校正以减少反射的偏差。

同样，小脑也可以被视为其他反射或中枢神经系统的校正装置。人类在执行各种任务时的脑成像通常显示出意外的小脑反应，这作为证据为伊藤的假设提供了支持。

通过进一步发展这个小脑经由的旁路模型，伊藤指出，它可以用来解释小脑在运动学习或运动规划（也称为运动编程）中的作用。运动规划是指将运动的各个部分集合起来，调节它们之间的大小和时间关系以整合成一系列动作的信息处理过程。他假设这种调节是由以上提到的小脑旁路的校正作用来完成的。换句话说，大脑和小脑之间的连接（见图 5 - 5c），将理解概念或建立对某个事物的认知过程与学习如何执行动作的过程联系起来。

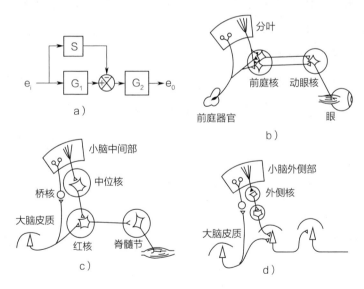

图 5-5　小脑的旁路模型[15]

a）显示小脑旁路的方框图　b）前庭动眼反射的旁路

c）皮质到红核脊髓通路的旁路　d）大脑皮质之间的旁路

注：G_1 和 G_2 表示脑干或大脑的路径。S 表示可变性的小脑通路。

基于读、写、算的基本动作

让我们回想一下汉字的形状，用手指在空中画出，或者想象数轴并进行加减法的计算。在这里，我们通过观察这些读、写、算的基本动作来探讨认知和动作之间的联系。

① 系列动作中断则无法传递信息

1949 年，彭菲尔德（Penfield）[16]在发现了运动皮质躯体定位性后对前额叶皮质内侧部位之前的区域（即下肢区域）展开了进一步的研究。他在该区域对被试进行电刺激时，发现会引发伴随有躯体定位性的运动。然而，为了引发这种运动所需的电流比运动皮质更强，而且引发的运动是复合运动。通过这次观察，为了控制患者的癫痫发作，他们不得不切除了这个区域，但患者的运动能力并没有消失（目前癫痫的治疗方法主要是药物治疗，但对于难治性癫痫，有时也会采取外科手术治疗）。基于这样的观察结果，彭菲尔德将这个区域称为"补充运动区"（supplementary motor area）。

然而，随后的研究表明，补充运动区不是运动区的补充，而是扮演着控制序列动作顺序的重要角色。[17, 18]中央沟之前的运动相关区域的功能可以简单总结为，运动区在控制按键或拉动手柄等简单动作中起着主导作用。另外，运动前区控制着由视觉刺激引发的动作，而补充运动区则控制着基于记忆的序列动作。此外，目前已经发现，传统的补充运动区前部被称为前补充运动区，它负责在进行一系列动作之前的"间隔"时间段内实施抑制。

另外，在补充运动区被发现的 6 年前，一名疑似患有补充运动区限定性脑损伤的患者被带到了前苏联神经心理学家卢里亚（Luria）[19]的医院。该患者是一名 34 岁的男性，曾是炮兵指挥官，在战斗中受过伤。当他来到医院时，距离受伤已经过去了 3个月。入院后，他接受了卢里亚的检查。检查结果显示，他的组织能力混乱，而且在动作和语言方面表现出有趣的症状。例如，当医生要求该患者进行手部敲击任务时，要求按照右手敲击两次，左手敲击一次的节奏进行。在正常情况下，健康的人可能轻松完成此任务，但该患者可能无法成功执行此任务，或者可能连续不断地进行敲击。因此，可以看出，卢里亚的患者在控制动作顺序方面存在严重缺陷，无法顺利执行具有多种元素的连续动作或序列动作。

此患者的表现之所以令人惊讶，是因为他不仅出现了连续运动控制能力的丧失，而且还表现了多样的语言行为缺陷。卢里亚的该名患者的语言表达能力虽然不够流畅，但能够进行阅读、写作和对话，因此并非患有失语症。他在与他人的交谈中并没有遇到显著的困难。然而，他在自主性语言行为上存在问题。例如，研究人员给予患者多次阅读托尔斯泰的童话的机会，患者能够记住故事，但却无法自己叙述或用文字再现。故事的情节是由场景的发展构成的，但患者无法按照时间的顺序将其表述出来。由于他不能处理连续的时间顺序，所以无法完成这项任务。当给予患者一些提示以促使他处理连续的时间顺序时，他的语言行为就会得到改善。例如，将"曾经""那时""在这个过程中""这时"等词写在卡片上，有时候引导患者查看这些卡片，患者就能够连贯地叙述故事。

此外，如果让该患者复述文章或者让其抄写文章，那么他复述或抄写的文章中的动词会被完全漏掉。相反，如果呈现一篇省略了部分名词的文章给他，让其指出错误，他能够迅速发现名词的省略，但却察觉不到动词的省略。文章中的动词和名词之间存在关系，就像连续动作建立在动作和动作之间的关系上一样。但是卢里亚的这名患者无法建立这种关系。换句话说，连续动作的紊乱和文章中动词的省略可能是由相似的信息处理过程缺失所致。

另外，卢里亚的患者在语言表达中缺乏重音和语调的起伏。在构建句子时，标点在赋予文章起伏和节奏方面发挥着重要作用，而患者所写的文章缺乏动词和标点。相反，他不能在预先去除标点的文章中插入标点，也不能逐句划分文本。因此，他无法为自己的文体创造出独特的文章节奏。

时序和节奏不仅存在于语言和音乐中，还潜含在日常生活与活动中，是人类分割"时间流"的根本。如果有了时序和节奏，无论是在文章中还是在动作中，最初没有意义的音节或动作将形成一种有组织的结构（即片段），并赋予它们意义。

通过观察卢里亚的患者，我们可以发现，在语言行为中，时序的紊乱阻碍了语言这一认知活动的表达。安排顺序的能力（即序列信息处理能力）与为序列动作创造节奏感的能力是密不可分的。即使是表面上与认知能力无关的节奏运动或简单的序列动作，也需要通过准确掌握时间来完成。这表明，"时间的控制"与语言行为在根本上是相互关联的。[20]

② 空书：让文字得以被感知

尽管纸面上写的文字是静止不动的，但形成这些文字的过程涉及眼睛和手的协调运动，就像绘画一样。即使是只有视觉形象而没有实际运动的文字或图形，也反映了它们形成时的动作历程。

为了验证这个想法，佐佐木正人和渡边章[21]观察了日本人在试图回忆文字形状时的动作，特别关注了一种称为"空书"的动作，即在空中挥动手指，或者在手掌和膝盖上迅速书写文字。他们向大学生口头提示了"口""共""十"，并要求他们将这三个字组合成一个汉字。正确答案是"異"（同：异）。在回想这个正确答案的过程中，105 名大学生中有 103 名（约 98%）进行了空书。空书的方法多种多样，包括在身体表面写字的方式、挥动手指在空中书写的方式，以及两者交替进行的方式。因此，执行这样的任务被认为需要进行空书。

此外，佐佐木正人和渡边章[21]准备了大约 12 个类似的任务，并比较了两种条件下的正确率。其中一个条件是可以故意地进行空书，大学生在白纸上用手指进行了空书。另一个条件是禁止进行空书，大学生被告知不得动手指，双手摊开静止在桌子上。结果显示，进行了空书的人能够记忆出近七成的汉字，而被禁止使用空书的人只能正确回答三成以上的汉字。因此，手指的动作对解决回忆起汉字的任务产生了很大的影响。

许多被禁止空书的人在不断重复念诵汉字的元素时，不得不忍受不能动手指的痛苦。他们中的一些人甚至不顾禁令，试图动头部、肩膀、躯干，甚至是脚趾。为了从提示的汉字要素中构造一个汉字，这些要素必须在头脑中进行各种组合。在这种情况下，空书对于顺利进行比对信息处理以确定正确的汉字是必不可少的。通过像空书这样的动作，人们可以推测背后的信息处理背景是从儿童时代开始积累的大量时间用于学习汉字的运动经验。这一事实得到了支持，因为直到 9 岁时，空书的出现率仍然保持在20%以下，但到了 10 岁时，这一比例突然接近60%。[22]换句话说，儿童在充分掌握汉字之后才开始进行空书。

这种空书的存在表明，当我们进行模拟书写时，实际上激活了我们心中所想象的汉字形状的视觉印象，而且这个过程也包含了运动感觉元素。空书这一动作显示了认知、运动感觉和视觉的相互作用。此外，通过观察前文提到的小脑的旁路模型，我们可以推测大脑皮质的识字和大脑小脑系统的书写运动之间存在相互作用。

同样，日语"ソ"和"ン"，"ツ"和"シ"的区别不仅仅通过视觉就可以完全感知，而是通过书写动作将视觉和运动感觉整合在一起，从而使这些区分成为可能。[10]目前，日本从小学 3 年级开始进行毛笔书写。尽管毛笔书写似乎已经过时，并且谈及文化传承时听起来很美好，但乍一看似乎是浪费时间，然而，小学生可通过毛笔书写更好地理解正确的字形、笔画顺序、笔压和笔势。此外，掌握基本的书写技巧不仅扩展了手部动作的多样性，还有助于动作根本上的知识创造。抽象的概念也是基于动作产生的信息来构建的。

在法国的小学里，即使在如今开始学习写字的时候，孩子们仍然被要求使用墨水笔进行书写。使用墨水瓶的情况已经相当少见，学校似乎更倾向于让孩子们使用钢笔。一年级学生现在依然可能会在手上或衣服上留下墨水的痕迹，这样的情景在美国的家长看来可能难以理解，因为他们的学校通常都配备了互联网设施。[6]

最近，我在大学讲课时经常用粉笔在黑板上画出大脑神经回路图，有些学生开始用智能手机拍下这些图。在这种情况下，我会鼓励学生把黑板上的图记在笔记本上，因为我正在讲述视觉和运动感觉的整合对于理解图表的重要性。

③ 数量信息在顶部联合区被处理

与发现两个视觉系统或语言区域一样，许多新的脑功能都是通过患有特定脑部损伤的患者发现的。关于数字的脑功能也是如此，研究人员通过失去左顶叶部分功能的患者，发现了各种数字与大脑的关系。负责感知和记忆物体位置的顶叶也涉及数字计算，大致估算和精确计算是由不同的脑区域处理的。

这位患者计算能力较差，不能立即说出给定的数字，但能估算数字。例如，他知道 5 比 10 小，但难以比较类似 23 和 25 这样接近的数字。此外，他也能估算时间和数量。当问及一年有多少天时，他回答大约 350 天，一小时约为 50 分钟，一打为 6 个或 10 个。因此，患者虽然无法进行准确计算，但可以进行粗略估算，所以虽然他不能回答 2 加 2 等于多少，但他知道答案不是 8。[23]

迪昂和科恩（Dehaene 和 Cohen）[23]推测，在这种情况下，左顶叶损伤导致了准确计算能力的下降，但右半球正常，因此数字的估算可能是在那里。特别是，这位患者对一位数的减法不擅长，出现了75%的错误。患有顶叶损伤的患者在识别或计算数字时可能会遇到问题，但除此之外的排序是没有问题的。例如，他们可以毫无问题地回答星期几或字母表上的字母顺序。

从神经生理学角度来看，顶部联合区整合了躯体感觉区（身体坐标轴）和视觉区（外部环境坐标轴）的信息，形成了身体形象（见图5-1）。此外，身体形象的信息通过运动前区传递到运动区，参与视觉运动控制，如伸手够物等。在这个信息处理过程中，四肢的视觉运动控制是基于身体的坐标轴和外部环境的坐标轴相对应的信息进行的。但是，每个信息处理阶段在顶部联合区、运动前区和运动区中的具体细节尚不清楚。然而，顶叶被确认为可以处理空间信息，并且似乎空间信息处理与数学处理之间存在密切关系。

自从毕达哥拉斯和欧几里得以来，考虑到几何学在数学中的地位，数轴对于数学计算来说原本就是数在空间中排列的一种形式。在欧美文化中，数轴的左端是零，向右递增。而在文字从右到左书写的文化圈中，如阿拉伯语和乌尔都语，数轴则是从右向左延伸的。健康的日本人通常会在脑海中想象一个从1开始一直延伸到无限大的数轴，使大的数排在小的数的右边，然后进行计算。上述的患者可能无法将数字在空间中（也就是在数轴上）进行想象，因此无法进行准确的计算。

在进行适应性测试时，人们发现数学能力和空间能力之间存在着很高的相关性。具有良好的方向感、能够在复杂的路径中也能够很好地记忆的人通常拥有较强的空间能力，据说他们的数学能力也较高。很可能，这样的人大脑中的顶叶发育良好。

人们在进行计算时，健康的大脑中的顶叶会活跃起来。特别是右侧顶叶下部（顶下小叶）在人们做加法和减法时会活跃。而在人们做乘法时，左半球会较活跃。在人们进行比较任务时，两个半球都会活跃，但右半球的活动较左半球更强烈。因为九九乘法在大多数国家的学校教育中都是通过死记硬背来学习的，所以与语言密切相关的左半球区域会更加活跃。

迪安努（Duanne）等人发现，准确的计算与语言功能相关，而估算能力与非语言的视觉空间信息处理相关。该实验的参与者是双语人，他们使用其中一种语言进行准确计算和估算的训练。然后，他们分别用两种语言参加了准确计算和估算的测试。结果显示，在准确计算测试中，使用了训练语言比使用另一种语言得出的计算结果更快。相反，在估算测试中，两种语言的表现相近。脑成像显示，在估算测试中，与准确计算测试相比，大脑两个半球的顶叶活动更为活跃；在准确计算测试中，语言区活动更为活跃。这样的结果表明，为了顺利解决计算问题，大脑需要量与数的视觉空间信息处理与语言信息处理之间的相互作用。[23]

④ 计算与虚拟眼球运动息息相关

数学家们研究了数字感知与眼球运动的关系，令人惊讶的是，他们发现在左右眼球运动时活跃的顶部联合区在人们进行加减法时也会表现出类似的状态。顶部联合区在人们进行加法运算时的活动类似于眼球从左向右移动时的活动，而在人们进行减法运算时的活动则类似于眼球从右向左移动时的活动。[24]

虽然在计算过程中实际上眼球并没有移动，但我们可以观察到顶部联合区的活动仿佛眼睛在跟随着数轴移动一样。从数学的角度来看，小数并不一定要在左边、大数在右边，但是在大脑中，加法被关联到向右移动，减法被关联到向左移动。换句话说，加法被处理成数轴向右移动，减法被处理成数轴向左移动。

此外，这种信息处理是在团体或集体运动中实现个体之间协调所必需的能力。在场景或情境的最简单认知中，当有两名队友时，我们会将其视为"线"，而当有3名队友时，我们会将其视为"面"。在足球或篮球等运动中，为了得分，运动员会寻找队员之间的关系，并将这种配置视为一个整体（块），这称为场景（情境）的结构性认知，从而促进了有效的信息处理。这种有关结构性认知的学习通常会随着经验的重复而自然而然地进行，但如果教练向学习者强调队员配置的关系，这种学习会更进一步。这种信息处理似乎与顶部联合区的功能有关，但与算数或数学中处理的固定视觉图形不同，它们是由关联而形成的图形，而不是静止不动的。这些图形会在十分之一秒的时间内移动，大脑似乎以百分之一秒的速度处理这些图形的移动。这种高速信息处理远远超出了当前自然科学的理解。然而，我们在观察9岁以上的儿童的预测动作时发现，他们似乎已经在处理这种高速信息。

镜像神经元连接经验与语言

　　认知和动作共同存在于镜像神经系统中，它们的单一性开始被神经科学所讨论。镜像神经系统跨越了运动前区和顶部联合区，它在执行动作和观察之间建立了一个共同的区域。专业运动员和乐器演奏者会形成关于运动技能和知觉技能共同的运动表征或运动程序。当观察他人的动作时，他们基于自己的运动图谱模拟他人的动作，并迅速而准确地预测他人的动作。[25]此外，为促进特定的学习，人们在教育领域经常强调特定的知觉–运动经验。例如，在音乐、美术和体育等实操科目中，以及在理科中，人们通过实验来加深认识的做法由来已久。另外，在家政科目^㊀中，大量的时间被分配给实际物品的制作。从这个角度看，通过知觉–运动经验进行的教育实践可能是一种古老的经验主义教育。

　　然而，通过知觉–运动经验进行的教育中，认知是通过动作介入身体和环境的相互作用而获得的。本书将认知处理和知觉–运动系统的处理置于同一立场下考虑，[26]所强调的运动经验就是这种知觉–运动经验立场。

　　从神经科学的角度看，大脑通过观察自身产生的输出以及

　　㊀　日本的中小学课程之一。学生通过学习关于衣、食、住等方面的知识和技能理解家庭生活的意义，并追求家庭生活质量的提升。——译者注

由此产生的运动或外部环境的变化（输入）来获得运动记忆和认知记忆。在这种情况下，对于经验而言，重要的输入来自除五感之外的本体感觉（如肌肉感觉和平衡感觉），这些感觉带来了运动感觉（详见术语解释05）。经验的有无还涉及自我所有感和自我主体感。[27]前者指的是"这个身体是自己的"感觉，后者指的是"这个身体运动是自己引起的"感觉，因此前者又被称为身体所有感，后者又被称为运动主体感。尽管两者都被称为感觉，但它们并不是感觉和感觉器一对一的关系，而是多种感觉被整合在一起形成的自我意识。例如，当你伸手去拿杯子时，如果能够按照意图移动自己的手臂，你就会感受到身体所有感和运动主体感。然而，如果是他人移动你的手臂——非自主的身体运动，虽然你能感受到身体所有感，但却无法获得运动主体感。

因此，运动经验不仅改变基于该经验的表现，还改变感知系统的神经基础。这一观点进一步暗示了运动经验可能促进对抽象概念的理解，这在"具身认知"（embodied cognition）这一概念下得以研究。例如，动作和语言之间存在一种相互关系，这种关系在神经层面上对理解有帮助。这也与本章讨论的语言与序列动作之间的关系一致。为了证实运动经验对概念理解的影响，格伦伯格（Glenberg）等人[28]研究了儿童的语言理解和运动经验之间的关系。他们将被试分为阅读文章时伴随动作和阅读文章时不伴随动作两组。伴随动作组的被试在朗读文章的过程中做其中描述的动作。不伴随动作组的被试只重复朗读文章。在随后的理解测试中，伴随动作组表现出比不伴随动作组更高的理解水平和保持水平。执行文章中描述的事件促进了伴随动作组的被试对所学内容的理解和记忆。这一过程被认为在理解测试过程中唤起了知觉－运动经验。

　　为了调查动作对语言理解能力的影响，研究人员对比了曲棍球熟练者和初学者的脑成像。[28] 在脑成像扫描期间，被试听取了描述曲棍球特定动作（例如，进行射门）和日常动作（例如，推车）的文章，随后接受了理解能力测试。测试人员会在每篇文章的听觉提示后呈现照片，其中一张照片的动作与文章的内容相符，而另一张照片的动作与文章的内容不符。被试需要判断照片中的动作是否与文章中所描述的相符。研究结果显示，曲棍球熟练者和初学者在判断与日常动作相关的照片和文章的一致性上所需的时间和达到的准确度并没有显著差异，但熟练者比初学者更快、更准确地识别出与曲棍球动作相关的照片和文章是否一致。根据被试的脑成像数据分析发现，他们的左运动前区腹侧部的活动与动作经验和文章理解能力之间存在关联。随着曲棍球经验的增加，左运动前区腹侧部的活动增强，这些被试对描述与曲棍球动作相关的文章的理解能力也提高了。因此，左运动前区腹侧部的经验依赖性活动反映了动作对语言理解能力的影响。

第6章
反馈——错误的积极价值

让我们回想一下第一次学习写字的情景。孩子们一边看着示范，一边在大格子笔记本上写下文字。一开始，他们写下的文字（实际值）与示范（目标值）相比差异很大，但随着反复练习，这种差异（误差）逐渐减小。因此，对于每一项学习，最初我们都会通过感觉提取目标值和实际值之间的误差，并基于反馈进行修正。在本章中，我们将首先探讨运动学习中反馈的作用，然后详细说明学校测试中反馈的角色和提供反馈的方式。

反馈概念的诞生

在第二次世界大战中，美国数学家维纳（Wiener）对如何用高射炮击落飞行中的飞机进行了研究，他不是瞄准飞机当前的位置，而是瞄准预测的位置。正如后文将要讨论的那样，这项高射炮的自动瞄准研究对应于未来预测这一人类本来的信息处理，与进行球类游戏中的传球信息处理非常吻合。维纳通过对飞机的操纵和射击瞄准这种人类自主运动的分析，认为在运动控制中与结果相关的感觉信息是重要的，并将基于结果的感觉信息误差修正的过程称为"反馈"。

这个"反馈"的概念在维纳于 1948 年出版的《控制论：或关于在动物和机器中控制和通信的科学》(*Cybernetics*：*Or Control and Communication in the Animal and the Machine*) 中被体系化，[1]并被广泛应用于从生物体内机制到社会现象的各个领域。控制论（cybernetics）是维纳创造的一个词，取自希腊语的"掌舵"。在这本著作中，维纳考察了反馈在运动控制中的作用，并预测了脊髓感觉通路受损引起的运动失调可能是由于反馈不足。此外，在小脑内部模型受损引起的运动失调中，运动系统会再次依赖通过外界的反馈来进行自主运动。因此，意向性震颤这种在尝试拿取物体时手部出现震颤的症状被认为是反馈机制过度的结果。水俣病引起的汞中毒也可能导致小脑内部模型的障碍，最终导致四肢颤抖频繁发生。[2]通过包含反馈的控制论，人们逐渐普遍认识到在机械和生物体内，控制和通信问题在本质上是相同的，同时也将"信息"与物质和能量一同看作现代科学中的重要要素。

运动学习阶段

在这里，我简要地介绍三种运动学习理论。首先，我们来总结认知学习的奠基人菲茨（Fitts）[3]的运动学习理论。运动学习的初期阶段包含认知学习，学习者需要了解运动的步骤；在中期阶段，为了掌握运动的步骤，反馈起着核心作用；在最终阶段，基于运动记忆的运动程序控制着序列动作。

初期的认知阶段是学习者了解运动的步骤和制订运动计划的时期。因此，教师需要通过指导、演示、播放视频、利用计算机监视器等方式，让学习者理解运动的顺序和方法。然而，许多教师往往忽视了这个阶段。

没有语言能力的猴子要花几个月的时间，通过每周 2 ~ 5 次的训练才能对光刺激做出手腕运动的反应。[4] 然而，即使是幼儿园的儿童，由于可以通过语言传达运动步骤，能够将语言信息转化为动作，因此可能会产生这是一件简单的事情的错觉。尽管这个阶段在时间上非常短暂，但是它是教师向学习者提供运动学习指导的时期。因此，在音乐、美术、体育的实践活动和理科实验的教学中，这是最重要的阶段，教师应重视学习者在实践和实验教学过程中的语言 – 认知阶段。

在中期的联合阶段，根据前一阶段获得的运动目标，各个技能构成要素之间建立了联系，反馈信息发挥着重要作用（见图 6 – 1）。反馈是指在运动学习中，提取（检测）目标运动（目标值）与学习者的实际运动（实际值）之间的误差，并加以修正的过程。更通俗地说，反馈就像是一个反思回路。通过观察这种包含反馈的内在控制模型，我们可以说实践和实验课程是通过动作验证知识的过程。在像医学和工学这样的实践学科中，讲座和实验缺一不可，通过讲座获取的知识可以通过实物验证，也可以通过制作东西的方式来建立课程。

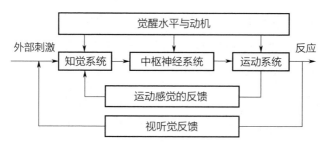

图6-1　知觉-运动技能的控制模型

举例来说，当学生通过阅读教科书记住了大脑的沟和血管的名称时，他们可能会误以为每个人的大脑的沟和血管都位于相同的地方。但通过解剖观察实物，他们会体验到沟和血管的形状和位置有相当大的个体差异。在自动化阶段，经过长时间的练习，学习者可顺利地执行运动步骤。此时，假设运动的记忆被存储在中枢中，被称为运动程序。运动程序被认为更像是运动模式的记忆，而不是肌肉收缩模式的记忆，例如笔迹。此外，学会游泳或骑自行车后不容易忘记，这是大脑中存储了运动程序的缘故。这里的特点是，动作的控制从大脑皮质转移到皮质下的中枢（如大脑基底核和小脑），大脑皮质得以解放，于是能够同时进行多个任务的并行处理，比如一边开车一边聊天，或者在弹钢琴的同时唱歌。随着运动技能的自动化，人们逐渐不再注意单个动作，并且难以用语言解释这些动作。

在这个阶段，动作几乎不依赖于反馈，但基于运动程序执行的动作有时会通过反馈进行检查以确保准确控制。例如，在进行100米短跑的全速冲刺时，运动员为了保持沿着直线跑，会在无意识中通过视觉检查地面上画的线，并微调自己的位置，从而确保不偏离赛道。此外，在进行跳远助跑时，当逐渐接近跳板时，运动员会无意识地通过视觉测量距离来使脚与跳板对齐，并在跳板前五步内调整步幅。

另外，在运动学习过程中，人们也可以通过反应类型的转变来观察。[5]例如，在棒球击打中，如果投手投出快速球，击打者可能挥棒不中（无反应）。如果击打者以为是直球挥棒，但投手投出曲球，那么击打者可能会挥空（错误的反应）。如果击打者预测到球的来路，但挥棒稍晚（正确的反应），那么可能是个界外球。如果击打者预测到球的来路，准确地在合适的时机挥动球棒（预测性的反应），那么可能是个安打⊖。这样，从击打中，我们可以将反应分为四类，但传统心理学通常将正确的反应视为反应，而将其他类型的反应视为错误的反应。然而，大多数体育动作都是基于预测的预测性反应。例如，球类比赛的传球者必须预测接球者未来的位置进行传球，而不能只传到接球者当下所在的位置。因此，运动学习必须一直进行，直到预测性反应（反应＋预测）的比例高达一定程度。从这四种反应类型中把握运动学习的观念，类似于将水在温度变化时从固体到液体再到气体的相变概念应用于运动学习反应类型的转变。在初期阶段，随着无反应和错误反应的减少，正确的反应增加。在最终阶段，随着正确的反应的减少，预测性反应增加。在没有预测性反应出现的阶段，通过反馈进行误差修正是主要的，动

⊖ 安打：棒球运动中的术语，它指的是击球手击中投手投出的球并成功到达安全垒的动作。——译者注

作在很大程度上是有意识地受控制的。相反，一旦预测性反应成为主体，动作就会在无意识中受到控制，而且很难用言语表达。

活跃于20世纪40年代的苏联生理学家伯恩斯坦（Bernstein）[6]提出了一种与认知理论不同的运动学习观点，他是从自由度减少的角度来看待运动学习的。自由度是指为了控制系统而必须确定的变量数量。例如，汽车的方向盘不是四个，而是一个，这样汽车就将自由度从四个减少到一个，使驾驶更容易。人类有大约800个关节，因此为了做某种运动，必须减少这800个自由度。换句话说，为了熟练掌握某种运动，人们必须学会固定许多关节，只动一小部分关节来运动。例如，在跳绳的早期练习中，幼儿会动用腿和手臂的许多关节，但随着熟练度的提高，他们主要会运用手腕和踝关节，只动这些部分来跳绳。

运动学习中的反馈

在深入探讨运动学习中反馈的作用之前，让我们体验一下感觉系统如何作为反馈起作用。在黑板上以数十厘米的间隔画两条竖线，然后站在其中一侧，手里拿着粉笔。通过视觉确认两条线之间的距离，然后在闭上眼睛后将粉笔放在左边线上，试图闭眼向右边线画出一条横线。这个线条任务的目标是在闭眼状态下，从左边竖线到右边竖线画出一条完美的横线，其中右边竖线是目标值，横线的停止点是实际值。每次画完线后，睁开眼睛检查目标值和实际值之间的误差，然后在下一次画线时纠正误差。换句话说，这一系列的过程中存在一个将视觉误差提取出来，将误差转化为动作并尝试修正误差的反馈过程。通常，第一次尝试闭眼进行操作时，由于动作较小，很容易发生未达到右侧目标值的情况。随后，经过反复几次尝试，目标值和实际值之间的误差就会消失，从而形成运动学习。这种简单的画线任务在体育场景中类似于篮球罚球。换句话说，目标值是篮筐，实际值是投球到达的点，如果球投进篮筐，那么误差就没有了，但如果投篮时篮球的运动路程太短、太长或投球的到达点相对于篮筐左右偏离，就会产生相应的误差。人们可以轻松地将画线任务或罚球的误差视觉化，然后将其转化为动作并纠正误差，但要在神经科学上解释这一系列过程并不容易。

画线任务和罚球都是不受环境变化影响的封闭技能，但接下来让我们看看在受环境变化影响的开放技能中，反馈是如何起作用的。假设我们首次练习网球的正手击球，通过视觉系统和中枢神经系统（大脑和脊髓）预测球飞来的位置和弹跳的时间，并通过运动系统（骨骼和肌肉）移动身体。在初次练习时，球、球拍和身体的位置关系可能不够理想，导致空挥或未能命中球拍的甜区（最佳击球区），甚至可能使腿部摇摆不定。这种状态可以通过视听反馈被学习者感知，因此，通过将运动结果与运动目标之间的差异提取出来并反复发送到中枢神经系统（反馈），腿部才会摆动（见图6-1）。在这个过程中，学习者可以了解到自己手脚的运动和误差，这种运动结果被称为"结果反馈"（knowledge of result，缩写为 KR）。这种结果反馈对运动学习中的误差修正至关重要。另外，构成运动感觉反馈系统的感觉器主要包括肌梭和关节的感觉器。视听反馈可以通过看到运动结果（例如球拍击中球的位置），或者听到相关声音来实现。然而，肌梭与骨骼肌肉并行存在，不太容易被意识到，成为俗称"靠身体记忆"的运动记忆的入口。

在中期的联合阶段，视听反馈和运动感觉反馈同时进行，用于修正动作。在中期的前半阶段，人类主要通过视听反馈进行感觉信息与身体运动的协调定时修正。此外，视听和运动感觉的反馈通过修正手脚运动的顺序和时间比例（相对时机），形成运动的形式。在中期的后半阶段，人类通过运动感觉的反馈进行肌肉力量的微调。在这个阶段，教师提供的指导主要集中在前半阶段，教师引导学习者关注视听反馈。后半阶段的肌肉力量微调较难以语言表达，学习者的自主学习变得更为重要。

随着计算机被引入到学校体育中，学习者的动作被显示在监视器屏幕上，这可以向学习者提供结果的相关信息，促进他们的自我评价。然而，正如前面所述，运动感觉反馈在运动学习中也发挥着重要的作用。换句话说，学习者不仅通过获得自身形式的结果信息，而且通过与运动感觉信息进行比较和核对，使中枢神经系统产生意识，学习者自我认知的重要性就体现在运动学习中。在这个过程中，教师应该引导学习者意识到与结果信息相对应的手足和关节的触觉。此外，教师还需要巧妙地设计"技巧语言"，将运动感觉信息与动作联系起来，例如"跨过障碍而非跳过障碍"（参见第 3 章）。

此外，让我们从运动程序和参数的关系角度考虑一下反馈的提供方式。在 20 世纪 70 年代初，作为运动记忆的运动程序开始成为研究的热点。最初，运动程序被认为是与每个特定运动一一对应的。然而，这种观点既不经济（涉及存储问题），又与不能完全重复相同运动的问题相矛盾。因此，根据当前的理解，在棒球击打的例子中，存在一种通用的、适用于整体摆动的运动程序（概括化运动程序）⊖，通过设定打击速度、力度等参数，执行个别的摆动。概括化运动程序的固定特征包括运动要素的顺序和相对时机。[7]例如，在击打时，学会记忆腰部旋转→延迟时间→臂部摆动的顺序和时间比例。初学者通常会同时进行腰部旋转和臂部摆动，因此必须学会在这两个动作之间加入"间隙"。一旦掌握了这种相对时机，整个动作可以变得更快或更慢，但这三个要素的时间比例不会改变。

通过这样的观察，我们发现在加强对概括化运动程序的反馈（程序反馈）之后，应该加强对参数的反馈（参数反馈），具体来说，就是"在学会相对时机后，应该练习力量控制"。相对时机构成了概括化程序，而力量是其中的一个参数。换句话说，即使先学习了参数的控制，如果程序不稳定，仍然需要重新学习参数的控制。

⊖ 具有某些共同特征的一类动作技能的记忆表征或程序。——译者注

嵌入了反馈的行动规划——TOTE

在我们学习的过程中，感觉系统作为提取误差的反馈发挥着作用。此外，为了实现行动目标，反馈被嵌入信息处理的多个阶段。包含有关行动结果的反馈的 TOTE（test-operate-test-exit：测试—操作—测试—退出）被认为是人类行为的基本单位，用于检测和修正误差以实现行动目标。[8] TOTE 中的测试阶段会提取目标值和实际值之间的不一致（见图 6-2），一旦检测到不一致，操作就会进行修正。然后，再次进行测试。这个循环将持续，直到不一致消失，最后退出循环。图 6-2 展示了使用锤子钉钉子的操作步骤，但在这个步骤中，没有考虑到钉子或锤子可能折断，或者操作者可能感到疲劳。为了克服这种故障假设，图 6-3 通过以层次结构连接比图 6-2 更多的 TOTE 单元来解决问题。图 6-3 为钉钉子制订了比图 6-2 更为精密的计划，并考虑了更多的可能性。在图 6-3 中，从左上方开始，首先测试了钉子是否是直的，如果不是直的，则采取其他行动。此外，我们还要检查锤子是否折断，并考虑操作者的疲劳度。

从这些测试序列中，以输出为依据的行动包括"再敲打一次""拔掉弯曲的钉子""拿来新的锤子""转向下一个任务""休息"这五个。所有这些广泛的行为都受到反馈的控制，是层次化反馈的一个例子。如果反馈导致的误差修正不起作用，所有行动都将受到破坏，任何目标将无法实现。

这样的行动计划是用来描述人们为实现目标而必须遵循的行动的"行动语言"，目前已广泛应用于从家电故障排查手册到社会组织的危机管理程序。

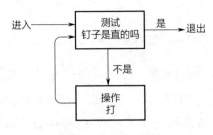

图6-2 TOTE 单位[8]

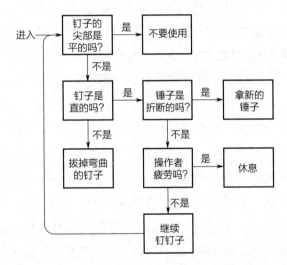

图6-3 用于敲打钉子的扩展 TOTE 单位[8]

作为反馈的测试

测试作为学校教育中的一种常见手段，它在反馈方面发挥着至关重要的作用。虽然测试在学生和教师看来主要是评分和排名的手段，但从学习的角度来看，测试是一种必不可少的过程，它要求学习者能够主动地表达、展示所学和记忆的内容，并通过这种表达来确认其正确与否。

　　早在 1939 年，已有实验证实阅读理解测试对学习效果产生显著的影响。[9]该实验的对象是来自 91 所小学的 3605 名六年级的学生，他们被分为第一组和第二组，每组的一半被要求进行练习测试，另一半则没有。第一组在阅读实验类短文后的一天进行最终测试，而第二组则在七天后接受最终测试。在实验之前，研究者对他们进行了阅读水平测试以确定阅读能力的上位 1/3 和下位 1/3 的组别。根据最终测试的成绩显示（见图 6 - 4），与未接受练习测试的学生组相比，接受练习测试的学生组的成绩更高，而且练习测试的效果在上位组中比下位组更为显著。

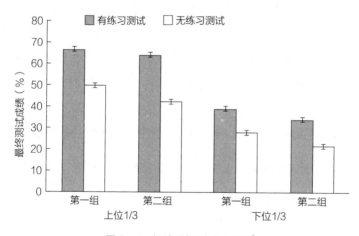

图 6 - 4　阅读理解测试的效果[9]

　　美国心理学家罗迪格（Roediger）在 2000 年之后的一系列实验中证明了定期测试可以促进长期记忆。[9]在这个实验中，学生以几种方式记忆一组单词，第一组在没有测试的情况下给予短时间内八次记忆机会。第二组被给予六次记忆机会，并插入了两次测试。第三组则交替给予四次记忆机会和四次测试。三组实验的时间相同，尽管第一组、第二组和第三组的记忆时间依次减少，但在48小时后的再测试中，学生学到的单词数量与测试次数成正比增加。因此，测试作为词汇学习中的反馈工具发挥着巨大的作用。

你可以将这个过程应用于英语单词的词汇学习：准备一些单词卡片，正面写上英语单词，背面写上对应的翻译。进行自测时，你可以一张一张地翻开卡片，试着回想起翻译，然后通过翻转卡片查看答案来获得反馈。如果答案错误，就把卡片放回卡堆的顶部，如果正确，就将其放到卡堆的底部。这样一来，错误的内容可以迅速进行再次测试，而正确的内容则在一段时间后再次被测试。目前市面上有很多构建这样卡片集的手机和平板应用。

教育心理学的发现——分散学习比集中学习更有助于记忆

为了更好地学习，人们发现学习和测试相互结合是有效的。这不仅仅是通过误差修正的反馈来提高学习效果，同时间隔学习也被认为是促进学习的重要因素。这被视为教育心理学的一项重要发现。如果想要长期牢记语言或历史事实，将学习时间分成几次，插入测试作为反馈，逐渐延长测试的间隔是有效的。

一项在1979年进行的研究调查了分散学习的效果。[9]研究人员对美国学生进行了学习西班牙语翻译的实验。学生们参与了6次练习，他们一边接受反馈一边进行翻译练习。练习条件包括每天练习、隔一天练习和隔 30 天练习。结果显示，在练习期间，每天练习组的成绩优于间隔练习组。然而，练习结束 30 天后的最终测试成绩出现逆转，间隔练习组优于非间隔练习组。

此后，该研究团队通过对各种学科的课堂研究，证明了分散学习的效果。[9]例如，在统计学课程中，他们比较了相同学习内容的不同授课周期对学习的影响。无论是课后测试成绩还是最终测试成绩，学习 6 个月的学生均优于学习 8 周的学生。

那么，最有效的学习和学习间隔是多久呢？当间隔达到 24 小时时，记忆将有很大的改善。睡眠在这样的学习巩固中发挥了重要作用，这将在第 7 章中详细介绍。最佳间隔取决于想要保持记忆的时间。如果需要保持几天或几周的记忆，每天复习且坚持一周左右即可。相反，如果希望保持数月甚至数年的记忆，复习的间隔要相对延长。据说，通过以信息保持时间的约 20% 的间隔进行复习即可获得最佳效果。例如，如果想要保持记忆 10 个月，两个月后进行复习即可。产生最佳记忆效果的步骤是，最初每天复习，然后每周、每月、每年复习一次。这样一来，学校课程内容仅仅在数天或数周后复习就不够了，如果想要长期记忆知识，至少需要每隔数月进行复习。从这个角度来看，测试和教科书的编排都需要重新考虑。

```
主题 3
```

学习计划的顺序至关重要

在运动学习和认知学习中，学习任务的顺序对学习效果产生重大影响。无论是连续进行相同任务的学习还是将不同任务组合在一起的学习，都会导致大脑的觉醒水平不同，并且导致解决问题的信息处理过程也不同。

比如，在器械体操的侧翻、伸膝前翻、倒立后翻中，或者在网球的发球、截击和底线挥拍中，假设有三个不同的运动任务（任务 A、任务 B、任务 C），让我们看看学习者练习这三个不同运动任务的顺序。一般来说，学习者会连续练习任务 A，直到达到一定熟练度，然后转移到下一个任务 B。这被称为"块状练习"（AAA→BBB→CCC）。另外，随机练习是将相同的任务以随机顺序排列，比如 ABC→BCA→CAB。乍一看，随机练习似乎在学习者未熟练掌握一个任务时就不断切换任务，可能会导致学习效果不佳。相反，块状练习使学习者一次集中注意力在特定任务上，看起来似乎能够提高学习效果。的确，在学习期间，块状练习的表现通常比随机练习更好。然而，在进行保持测试以检查学习者在练习后对任务的记忆程度时，两者的表现会颠倒，这种现象被称为"上下文干扰效应"。随机练习的学习者在每次尝试时搜索不同的程序，并对其进行参数化，这促进了程序搜索和参数化的练习。相反，块状练习的学习者由于相同的运动任务连续呈现，因此使用相同的程序和参数，不促进程序搜索和参数化的练习。因此，在保持测试中，随机练习和块状练习的表现会颠倒。[7]

同样，大学几何学的课程也证实了随机学习的学习效果。学生在两个练习期间相隔一周的情况下解决了练习问题。在每个练习期间，学生收到了关于查找四种立体体积方法的材料，并解决了每种立体体积的四个练习问题。每个练习问题结束后，正确答案被提示十秒钟。在这种情况下，每个立体的体积查找过程对应一个程序，并且与之对应的练习问题随着参数的更改也进行了调整。

采用块状练习的学生首先阅读与其中一种立体体积相关的教材，接着立即解决与该立体体积相关的四个练习问题。然后，他们按顺序阅读剩下三种立体体积的相关教材，并完成相应的练习问题。而采用随机练习的学生则从一开始就阅读了所有四种立体体积的相关教材，并完成了所有的练习问题。在此过程中，练习问题集中确保包含了四种立体体积中的每一种。练习期结束后的一周内，所有学生参加了一次测试。测试问题是关于每种立体体积的两个新问题。结果显示，在练习中，采用块状练习的学生的正确率高于采用随机练习的学生的正确率，但最终测试的成绩发生逆转，采用随机练习的学生的成绩高出采用块状练习的学生成绩的43%。[9]

这表明，与运动学习一样，在认知学习中，随机学习能够促进学习。此外，在信息处理过程中，采用随机学习的学生在每次尝试中都会搜索不同的程序，并将其参数化，这有助于促进程序搜索和参数化的学习。

另外，在关注同一程序中参数变化方式的情况下，有一种练习顺序被称为"固定练习"和"变动练习"。固定练习是指在练习中不改变参数，而变动练习是指在练习中改变参数。比如，对于投球靶练习，固定练习是从相同的距离进行投球练习，而变动练习则是从不同的距离进行投球练习。在练习期间，固定练习的表现通常高于变动练习，但当面对新的距离时，变动练习可表现出更高的性能。在这种情况下，信息处理的差异也类似于块状练习和随机练习的信息处理差异。固定练习在练习中使用相同的参数，因此在练习中能够获得较高的表现，而变动练习在练习中使用不同的参数，因此练习中的表现较差。然而，当面对需要设置新参数的任务时，变动练习的效果比只使用一个参数的固定练习更好。[7]

而且，已有研究证实了变动练习在儿童和小学生中的练习效果优于初中生和高中生。初中生和高中生已经记住了许多运动程序，因此改变参数以增强运动程序的必要性较小。相反，儿童由于记住的运动程序相对较少，因此通过改变参数以增强运动程序是有效的。

这些发现对于考虑其他学科教育也是至关重要的。即使在没有意识到程序学习和参数学习的情况下，这些学习方式在各种学科的学习中都可以看到。

例如，两位数的算术竖式计算涉及"位值"原理，其核心是计算的步骤与程序相对应，通过改变数字进行练习即相当于参数学习。同样，英语的被动语态涉及将主动语态中的宾语变为主语，动词变为 be 动词 + 过去分词，这种变化对应于程序的修改，通过将各种主动语态的句子转换为被动语态，即相当于参数学习。然而，程序和参数的概念并不清晰，两位数和三位数的算术竖式计算是否涉及不同的程序，还是仅仅是参数的变化，这个问题有些微妙。在这种情况下，如果"位值"是任务目标的话，那么位数的变化就可以看作是参数的变化。很可能，程序和参数之间的关系会根据任务目标的不同而发生变化。

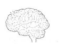

第 7 章
睡眠——记忆的巩固

睡眠是进化过程中不可或缺的一部分，是大脑为了自身和身体维护而积极进行的一种活动。在睡眠中，大脑通过表现为"快速眼动睡眠"（又称 REM 睡眠，REM 是 rapid eye movement 的缩写）状态来促进学习和记忆。本章将阐述睡眠与学习、记忆之间的神经科学基础，从而解答一些人们关心的问题。比如，在睡觉的时候是否能够进行所谓的"睡眠学习"？另外，我们也将提出改善许多青少年面临的严重睡眠不足问题的建议。

睡眠——大脑的主动生理活动

睡眠、进食和身体活动是构成人类生活的三个支柱，是我们作为生物在进行认知活动之前的基本前提。1952 年，教育学者小川太郎在《日本的儿童》一书中将睡眠置于教育学的范畴中。[1]为了把握儿童的生活实际情况，他提出了基本生活、劳动（帮助）、游戏和学习这四个领域，并将睡眠与进食、沐浴等一同置于基本生活之中。随后，通过对儿童日常生活中这四个领域所需时间的调查，形成了了解儿童生活的基础资料。

类似的背景下，志向于"教育生理学"的正木健雄在1979年的《儿童的体力》中，通过使用闪烁测试（flicker test）来调查儿童疲劳时看到连续闪烁的光的情况，报告了20世纪60年代儿童的觉醒水平。[2]结果显示，儿童的觉醒水平在夜间比白天更高，他对孩子们的生活趋向夜间的现象提出了警示。

为什么睡眠是必需的呢？对于野生动物来说，睡眠使它们处于无防备状态，容易受到外部威胁。如果在进化的过程中存在不需要睡眠的动物，那么这种动物应该更有利于在生存竞争中获胜，但实际上并非如此。生活在水中的海豚可以在游泳时睡觉，长时间飞翔的候鸟可以在飞行中进入睡眠状态。已知部分海豚和候鸟采用交替休息左右大脑的半球睡眠。[3]睡眠在进化过程中不可或缺，因为它是动物生存所必需的活动。特别是为了维持高度复杂的信息处理系统——大脑，睡眠是必不可少的。换句话说，睡眠不是一种因外部环境刺激消失而产生的被动状态，而是脑主动产生的为了维护脑自身和身体的主要活动。

睡眠不足会导致体温调节失常，使免疫系统对抗侵入体内的细菌和病毒的功能下降。有谚语说"能睡的孩子长得快"，实际上，人们已经证实儿童成长所需的生长激素在睡眠中分泌较多。古代人通过经验知道睡眠和儿童成长之间的关系。此外，睡眠不足的幼儿容易感冒，容易患呼吸系统的严重疾病。例如，婴儿的咽喉与中耳相通的耳管是水平的，因此病毒更容易从咽喉侵入中耳，导致中耳炎。

睡眠的深度通过脑电波进行测量

睡眠被定义为"对感觉刺激反应减弱的状态，并且这种反应容易恢复"。在睡眠时，大脑的输出引起了无目的的运动，已知各种动物采取特定于其物种的姿势来入睡。[4]

睡眠依赖于大脑活动水平，并通过脑波分为五个阶段。脑波通过放置在头皮上的电极记录，因此电极与活动的神经元之间的距离约为数厘米，记录的脑波是数千个到数万个神经元活动的总和。脑波信号的强度取决于电极附近神经元活动的同步程度。不同的神经元活动会相互抵消，导致神经元活动的振幅减小。

睡眠根据脑波成分分为快速眼动（REM）睡眠和非快速眼动（NREM）睡眠。非 REM 睡眠根据脑波成分和睡眠深度分为四个阶段。在清醒时，整个大脑观察到高频的 β 波（14～30 赫兹）；保持闭眼的清醒状态时，枕叶区附近会出现 α 波（8～13 赫兹）。进入非 REM 睡眠后，更低频的 θ 波（4～7 赫兹）出现，判定 α 波降至整体的 50% 以下的状态为非 REM 睡眠的第一阶段。接着，出现纺锤波和 K 复合波，这是第二阶段。进一步，第三阶段是指整体 20% 以上且 50% 以下为 δ 波（0.5～3.5 赫兹）的状态。最后，第四阶段是指整体 50% 以上为 δ 波的状态。第三阶段和第四阶段合称为慢波睡眠。

在 REM 睡眠中，尽管处于睡眠状态，大脑的活动却呈规律且强烈的状态，眼球运动、心率增加、呼吸次数增加，人会做梦。觉醒、非快速眼动睡眠和快速眼动睡眠的状态可以类比为计算机的不同状态。觉醒就像计算机在线连接到互联网的状态，NREM 睡眠就像处于休眠模式，而 REM 睡眠则类似于脱机使用的状态。睡眠的约 75% 是 NREM 睡眠，剩下的 25% 是 REM 睡眠，而 REM 睡眠必定在 NREM 睡眠之后出现，并以平均 90 分钟（60～110 分钟）的周期重复发生。

人们在养育婴幼儿的经验上早已知道他们会频繁地在睡眠和觉醒之间循环。研究者通过对婴幼儿一整天的脑电波进行记录并定量分析，可以精确地研究其睡眠—觉醒模式。图 7－1 概述了通过这种方法得到的结果，这是了解睡眠发展最重要的基础知识。新生儿表现出日夜不分、多相性睡眠模式，一天的总睡眠时间在出生后一周左右约为 16 小时，每过约四小时醒来一次，过一到两小时再次入睡。一岁时，随着睡眠时间的缩短，夜间的睡眠时间变长，白天的睡眠时间减少，逐渐接近成人的睡眠模式。若不再午睡，完全转变为单相性睡眠需要到十岁左右。此外，研究者通过对新生儿睡眠—觉醒时间变化的详细研

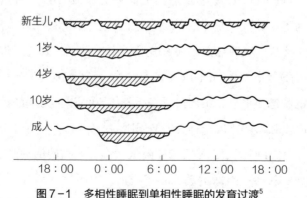

图 7－1　多相性睡眠到单相性睡眠的发育过渡[5]

究发现，睡眠—觉醒节律在出生后立即出现。大约一个月后，他们白天的午睡时间迅速缩短，到了四个月时，夜间睡眠的时间超过了白天睡眠时间的两倍以上，夜间睡眠时间也达到了 8 小时，单相性睡眠模式开始显现。[5]

关于睡眠的三项经典研究

为了理解睡眠——觉醒的节律机制，让我们了解三项经典研究。大约在 1920 年，欧洲爆发了一场被认为是由病毒引起的脑炎流行病。这些患者中，有些人抱怨持续入睡的"嗜眠状态"，而有些人则抱怨失眠。神经学家冯·埃科诺莫（Von Economo）[4]于 1917 年进行了脑炎患者的尸检，发现在下丘脑前部有病灶的情况下会导致失眠，而在下丘脑后部有病灶的情况下则会导致嗜眠状态。这一发现在 20 世纪末得到证实。下丘脑后部含有制造觉醒相关的促觉醒素和组胺的神经元。此外，相关研究已经确认下丘脑前部包含视前区，并且在其中存在睡眠中枢。

然而，睡眠和觉醒并非仅由下丘脑控制。睡眠和觉醒是整个大脑模式的转换，需要一个能将下丘脑的作用传递到整个大脑的系统。莫鲁奇和马古恩（Moruzzi 和 Magoun）[6]在 1949 年注意到脑干中央的脑干网状结构，通过电刺激这一区域，他们使正在睡觉的猫醒来。另外，破坏这个区域会使猫无法醒来。从这一观察中，他们提出脑干中有一个能够产生觉醒的中枢，并且脑干向大脑发送信号，形成上行性脑干网状结构激活系统，带来觉醒（参见第 4 章）。

1960 年，法国的朱韦（Juvet）等人[4]报告说，觉醒和引起

REM 睡眠的中枢都位于脑干网状结构。他们切除了猫脑桥上的中枢，观察到在 REM 睡眠时出现的快速眼球运动和肌肉松弛现象。他们由此得出结论，REM 睡眠的中枢不在大脑而在脑桥上，脑桥发送的指令通过脊髓传递到肌肉，使其松弛。此外，朱韦等人还发现了从脑桥到大脑的信号传递。他们记录了猫的脑桥→外侧膝状体→大脑皮质视觉区的信号流，证明了 REM 睡眠时的信号与觉醒时相似，同时记录到了与觉醒相似的脑电波。

什么是睡眠负债和生物钟？

借助冯·埃科诺莫和莫鲁奇与马古恩的发现，目前我们已经详细识别了与神经递质传递有关的神经调控物质和各自传递途径。在觉醒和睡眠的切换中，不仅有谷氨酸、γ - 氨基丁酸（GABA）等神经递质参与，还存在与脑的模式转换相关的"单胺能系统"和"乙酰胆碱能系统"。

单胺能系统由制造单胺类物质的神经元扮演主角。单胺类物质在大脑内作为神经调节物质发挥作用，其中包括去甲肾上腺素、5 - 羟色胺、组胺等。这些单胺类物质在脑干正中附近的神经核〔包括蓝斑核（产生去甲肾上腺素）、缝状核（产生 5 - 羟色胺）、结节乳头体核（产生组胺）〕中产生。这些神经核的轴突将单胺类物质传递到大脑皮质的广泛区域，与谷氨酸和 GABA 形成对照，其作用时间较慢且持续时间较长。如果谷氨酸作用的神经元是向个体发出信息的电子邮件，那么单胺能系统的神经元则可比作向不特定多数人发送信息的广播系统。另外，乙酰胆碱能系统由含有乙酰胆碱的神经元组成，这些神经元位于脑桥中的神经核（外背侧被盖核和脚桥被盖核），通过丘脑对整个大脑皮质产生影响。

觉醒、NREM 睡眠和 REM 睡眠是通过单胺能系统和乙酰胆碱能系统的组合变化来切换的。觉醒状态是单胺能系统和乙酰胆碱能系统同时活跃，使大脑皮质的广泛区域兴奋。NREM 睡眠出现于单胺能系统和乙酰胆碱能系统活动减弱，大脑皮质广泛区域的觉醒水平降低的状态下。REM 睡眠出现于单胺能系统活动完全停止，而乙酰胆碱能系统强烈兴奋的状态下。在这种情况下，部分前额叶皮质不起作用，因此意识保持睡眠状态。换句话说，单胺能系统的活动对于前额叶皮质功能的发挥至关重要。[4]

此外，涉及觉醒的这两个系统被下丘脑前部视前区的 γ – 氨基丁酸能神经元抑制而入睡。相反，单胺能系统和乙酰胆碱能系统抑制视前区的 γ – 氨基丁酸能神经元。因此，睡眠和觉醒取决于视前区的睡眠系统和来自脑干的觉醒系统（单胺能系统和乙酰胆碱能系统）之间的力量关系。

我们感到困倦通常是因为受到前一段清醒时间的长短以及身心疲劳的影响。为了概念化这一现象，我们有一个术语叫作"睡眠负债"（sleep debt），意思是当我们清醒并活动时，睡眠负债会不断增加。目前，我们尚不清楚睡眠负债的机制，但有一种理论认为，有一种"睡眠物质"积累到一定程度时就会让我们感到困倦。这种睡眠物质已经被研究了一个世纪，目前腺苷被认为是最有力的候选物质。脑内腺苷的浓度在清醒期间比睡眠期间高，并且随着清醒时间的延长而增加。许多神经递质在释放时会伴随着三磷酸腺苷（ATP）的释放，而这个 ATP 会分解成腺苷二磷酸（ADP），进而形成腺苷。然后，随着睡眠的进行，腺苷的浓度逐渐降低。因此，睡眠负债和腺苷的动态是一致的。类比于日本庭园中的滴水装置[⊖]，滴水装置中积聚的水就好比腺苷，而决定睡眠时机的一个因素是脑内腺苷浓度，这反映了前一段清醒时间的长短。[4]

此外，大脑内还有一个更精确的生物钟——视交叉上核，它几乎准确地标记了 24 小时的节律。因此，决定睡眠时机的是大脑内的生物钟进行准确的计时，以及睡眠负债的计时，这两者之间需要达到平衡。腺苷会刺激视前区中的 GABA 能神经元。GABA 能神经元会抑制引起清醒的单胺能系统和乙酰胆碱能系统，从而引发睡眠。[4]

研究人员还发现了一种稳定单胺能系统和乙酰胆碱能系统的物质，叫作促食欲素（orexin）[⊖]。促食欲素由下丘脑外侧的神经元产生，并发送到组成单胺能神经元的神经核中。当促食欲素发挥作用时，这些神经元的活动会被促进。此外，产生促食欲素的促食欲素能神经元在人类清醒时活跃，而在睡眠时停止活动。因此，促食欲素不是直接控制觉醒的开关，而是稳定觉醒状态以防止在开关打开后在不适当的时间切换。

总之，总结睡眠和觉醒的关系，睡眠中枢（位于视前区的

⊖ 滴水装置是一种传统的日本庭院装置，用于驱赶鹿和其他野生动物以保护庭院中的植物。它通常由竹子制成，利用水的流动和重力，制造出一种周期性的声音和动作，给人以警示，从而吓跑动物。——译者注

⊖ 又称"下丘脑（分）泌素"（hypocretin）。

GABA 能神经元）和脑干的觉醒系统（单胺能系统和乙酰胆碱能系统）之间就像是一个相互制衡的跷跷板。例如，如果将重的"睡眠系统"和轻的"觉醒系统"放在跷跷板上，它就会倾向于睡眠系统一侧。相反，如果跷跷板倾向于觉醒系统一侧，促食欲素会进一步加强觉醒系统，并将跷跷板固定在觉醒系统一侧。

促进学习和记忆的睡眠——快速眼动（REM）睡眠

　　新生儿时期，快动眼睡眠时间占总睡眠时间的 50%，但到了六个月大左右，这一比例减少到约 30%，两三岁的孩子更减至 25% 左右（接近成人水平）。回顾胎儿在妊娠后期几乎整天都在睡觉，但其中大部分是快速眼动睡眠。随着新生儿快速眼动睡眠时间的减少，非快速眼动睡眠时间的增加可以解释为大脑皮质发育的结果。这一结论也与其他动物的睡眠情况相符。例如，大鼠和兔子出生时大脑相对未发育完全，出生后只有快速眼动睡眠，几乎没有非快速眼动睡眠。相反，豚鼠和羊出生时大脑发育相当成熟，因此它们从出生时就有非快速眼动睡眠。

　　从相反的角度来看，我们可以认为快速眼动睡眠在大脑发育中扮演着重要角色。大脑的发育需要一定的刺激，但在胎儿时期这种刺激相对较少，因此快速眼动睡眠被认为作为内在刺激促进了大脑皮质的发育。新生儿快速眼动睡眠的比例较高，促进了睡眠时突触的修剪和新生及重组，这与婴幼儿时期的学习密切相关。这一事实与大脑皮质除前额叶皮质外的神经元修剪在三岁左右完成的情况相对应，同时也支持着两三岁孩子的快速眼动睡眠时间比例逐渐接近成人水平的观点。

1924 年，美国心理学家詹金斯和达伦巴赫（Jenkins 和 Dallenbach）首次通过实验证明了"睡眠有益于记忆"。两位参与实验的大学生在睡前记忆了 10 个无意义的拼写单词。然后，他们被叫醒，每隔 1 小时、2 小时、4 小时、8 小时进行测试，测试他们能记住多少单词。同样的实验也在白天清醒时进行。结果表明，当他们刚学习后就睡觉时，2 小时内的记忆量会减少，但之后就不再减少了。相反，在清醒时，记忆量持续减少，甚至在 8 小时后也会急剧减少。他们对这一结果的解释是，睡觉时记忆损失较少是因为精神活动的干扰较少。[7]

在詹金斯和达伦巴赫进行实验时，尚未发现快速眼动睡眠，因此出现了这样的解释。但是随着快速眼动睡眠的发现，人们越来越认识到记忆的巩固是在睡眠中进行的主动过程。为了巩固记忆，脑部活动在某一决定性时期是至关重要的，而快速眼动睡眠时的活动正是这一时期的一部分。此外，快速眼动睡眠在婴儿时期更为频繁的事实，使人们更容易接受这样一种假设：婴儿时期是基础学习的重要时期，因此快速眼动睡眠与记忆有关。

为了探究快速眼动睡眠与记忆之间的关系，人们使用了以下两种实验方法。一种是观察快速眼动睡眠如何影响记忆过程，另一种是观察学习如何影响随后的快速眼动睡眠。

在学习和记忆的实验中，研究人员常常使用大鼠，他们观察到在某些学习过程中快速眼动睡眠的增加。例如，将大鼠分成两组，其中一组被放置在两个箱子中的一个，当蜂鸣器响起一段时间后，大鼠会受到电击。大鼠必须学会一听到蜂鸣器就迅速逃到前面的房间。在学习的初期阶段，快速眼动睡眠的比例并没有太大变化，但是在学习任务开始掌握后的阶段，快速眼动睡眠增加了，并且在学习任务掌握后恢复正常。[7]

人们也在研究快速眼动睡眠和学习使用踏板喝水之间的关系。研究人员根据大鼠的学习速度将其分为两组。他们在学习速度快的组观察到了快速眼动睡眠的增加，而在学习速度慢的组则没有观察到快速眼动睡眠的增加。根据这些结果，人们认为学习后快速眼动睡眠的增加与记忆过程相关联。[7]

如果快速眼动睡眠在学习后增加，那么学习后的快速眼动睡眠剥夺应该会干扰学习的巩固。关于抑制快速眼动睡眠是否对学习产生影响，目前已有的文献褒贬不一。要单独抑制快速眼动睡眠，可以使用水池法或药物。水池法是将大鼠放在水面上的小台子上，大鼠在那里睡觉。在非快速眼动睡眠期间，由于肌肉紧张，大鼠可以待在台子上，但是当进入快速眼动睡眠时，肌肉松弛，无法抵抗重力，从而掉入水中，打断睡眠。大鼠会迅速爬上台子再次入睡，但当进入快速眼动睡眠时，又会掉入水中，导致快速眼动睡眠被选择性地剥夺。此研究结果显示，随着快速眼动睡眠剥夺的增加，长期记忆的巩固受到干扰。但是，再学习却不受快速眼动睡眠的干扰。换句话说，快速眼动睡眠只对长期记忆有害，不影响学习的习得和短期记忆。[7]

1994 年，威尔逊和麦克诺顿（Wilson 和 McNaughton）发现，即使在没有外部刺激的情况下，大鼠的海马体神经元在睡眠时也会自发地增加活动。海马体细胞嵌入了编码不同位置的神经元，包括入口处、途中和出口处的神经元，因此被称为"位置细胞"。这些按空间排列的位置细胞会根据大鼠所经过的路径依次活动，神经元的活动会在实际空间移动时在神经元排列上以时间顺序再现。研究者通过观察前一天在清醒状态下学习了走迷宫的大鼠在睡眠中的神经元活动，发现当其再次活动时，它们的神经元与走迷宫时活跃的位置细胞以相同的顺序再次活跃，并且放电速度提高了 20 倍。大鼠在睡眠中梦见自己在迷宫中飞速奔跑。[8]

这种再现不仅限于海马体，还扩展到整个大脑皮质，这促使突触发生可塑性变化，对学习的巩固起着决定性的作用。神经回路在睡眠中再次被激活，即使是作为一个记忆事件，也会在睡眠中被反复播放数百次，从而被牢固地存储在记忆中。

同样，人类在白天的清醒时期活跃的神经回路也会在睡眠时再次活跃起来。当研究人员扫描那些玩了几个小时俄罗斯方块游戏的人的大脑时，发现他们会在梦中看到几何图形像瀑布一样落下的幻觉，而眼睛则相应地从上到下移动。此外，在实验中，当被试在磁共振成像（MRI）设备内入睡并在出现关于做梦的脑电波时被唤醒，他们做梦的内容和磁共振图像中显示的大脑活动区域是相匹配的。例如，当被试报告梦中出现的人物时，与面部识别相关的大脑皮质区域会被激活。

从针对高中生的实验中可以得知，记忆会在慢波睡眠和快速眼动睡眠的两个阶段中得到加强。在 10 岁左右，人们入睡后会立即进入最深的睡眠阶段，即慢波睡眠；然后进入快速眼动睡眠阶段，梦境中会再现学习的信息，并将其保存在记忆区域中。因此，高中生在考试前进行学习后睡觉，这种方式可以通过快速眼动睡眠的作用使所学内容存储为记忆。

　　人们还研究了睡眠对钢琴技能提升的影响。实验参与者被分为两组，一组被告知练习后立即睡觉，另一组则被指示在练习后等一段时间再睡觉。结果显示，前者表现出比后者更高的技能水平。此外，为了研究睡眠对钢琴演奏水平的影响，参与者在睡前和睡后要完成相关任务。该实验将参与者分为两组，研究者让一组在早晨练习钢琴演奏，结果显示他们的演奏水平有所提升。然而，第二天再次给予相同的任务时，他们的表现比前一天练习后的时候下降了。针对另一组，研究人员在晚上睡觉前给予了参与者相同的任务，第二天晚上再重复这项任务，结果发现，这些参与者的表现维持了前一晚的水平。

　　此外，有一项实验关注到果蝇具有与人类类似的睡眠—觉醒周期，研究者观察了在刺激丰富的环境中长大的年轻果蝇的情况。在照明充足、空间宽敞的笼子里成长的年轻果蝇，与独自在狭小笼子里成长的果蝇相比，睡眠时间长了两三个小时，并且神经元的树突和突触也增加了。令人惊讶的是，在刺激丰富的环境中成长的果蝇的突触虽然增大了，但在睡眠后又恢复到了原来的大小。在 20000 个果蝇神经元中，仅有 16 个神经元是为了记住一天学到的东西所必需的。另外，在相同的环境中度过一天之后，被剥夺睡眠的果蝇的突触仍然保持着增大和高密度的状态。基于这些结果可以推断，学习的巩固可能与睡眠时突触的剪枝有关。在睡眠中，大脑会将当天最重要的信息记入长期记忆，而将其余信息抛弃。由于大脑的大小和处理能力有限，如果突触不断增加，很快就会达到极限，无法进行新的学习。因此，学习越多，就越需要睡眠以促进突触的修剪，从而给信息排序，便于更好地记忆。

有关研究指出，和睡眠一样，学习后的休息也能促进学习。例如，研究人员在让学生完成认知测试后，让一组学生在植物园漫步 50 分钟，让另一组学生在城市交通繁忙的街道上漫步 50 分钟。然后，两组学生再次参加测试。结果显示，漫步植物园的学生的成绩优于在城市街道漫步的学生的成绩。一周后，两组学生交换进行相同的实验，结果再次表明，漫步植物园的学生表现更好。这一结果被认为是因为在城市喧嚣中，大脑需要从众多刺激中做出选择性关注，增加了信息处理的负担。而在植物园中，大脑可以放松选择性注意力，减轻信息处理的负担。因此，研究结果表明，和睡眠一样，休息也有助于巩固学习和长期记忆。[9]

快速眼动睡眠与学业成绩相关

一百多年前，人们就推测大脑在睡眠中可能会进行学习和记忆的信息处理。1968 年，研究发现正常老年人和智力低下的老年人的智力指数与快速眼动睡眠之间存在正相关。[7] 在 15 名正常老年人中，他们的韦克斯勒成人智力测试（Wechsler Adult Intelligence Scale，简称 WAIS）得分与快速眼动睡眠成正相关。此外，在 32 名智力低下的老年人中，研究人员记录了他们睡眠期间的脑波和眼球运动。结果显示，快速眼动睡眠的持续时间与智力指数之间没有关联，但睡眠期间的眼球运动与智力指数之间存在高度正相关。因此，该研究推测，大脑在睡眠中进行了认知所需的信息处理，并且与此相关的生理现象眼球运动可以作为智力水平的指标。

自 1900 年以来，人们开始研究睡眠模式与智力低下之间的关系。例如，一项研究比较了正常儿童和智力低下儿童的睡眠后发现，智力低下儿童的快速眼动睡眠时间比例（快速眼动睡眠率）较少，并且眼球运动较慢。此外，研究还发现，唐氏综合征患儿的睡眠模式与同龄正常儿童相比，快速眼动睡眠较少，无法判别的睡眠阶段（即未分化睡眠）增加，并且快速眼动睡眠的出现较晚。

由于快速眼动睡眠是神经系统可塑性的指标，所以智力障碍儿童的快速眼动睡眠率降低意味着神经系统的可塑性较低，也就是说，对环境的反应能力较低。智力障碍儿童的大脑功能似乎无法改变其天生的程序，或者看起来像一个没有外部作用的封闭系统。

随着年龄的增长，快速眼动睡眠减少，这种减少反映了随年龄增长神经系统可塑性的下降。相反，快速眼球运动与慢速眼球运动的比率随年龄增长而增加，这表明大脑对所接收到的信息进行了更有效的整理和组织，从而使这些信息更加系统化。因此，这种比率与学习能力相关，并且会随着学习而增加。从这些观点来看，较少的快速眼动睡眠和较慢的眼球运动意味着智力障碍儿童的神经系统可塑性较低，系统性信息处理较差。换句话说，智力障碍儿童在睡眠方面存在双重障碍。

如果智力障碍儿童和正常儿童的睡眠模式不同，那么高智商儿童和普通儿童之间的区别又会如何呢？我们调查了 5 名智商高的儿童（平均智商：149，平均年龄：11 岁）和 17 名普通儿童（平均智商：104，平均年龄：9 岁）的睡眠情况。结果表明，尽管睡眠时间相同，但睡眠阶段和周期却完全不同。智商高的儿童的快速眼动睡眠次数较多。换句话说，快速眼动睡眠率与智商成正相关，智商高的儿童尤其如此。虽然慢波睡眠率没有差异，但智商高的儿童在睡眠后半段经常出现最深的第四阶段睡眠。据说即使在成年人中，智商高的人也有更多的第四阶段睡眠。此外，智商高的儿童有更多的未分化睡眠，这与更多的快速眼动睡眠相结合，表明他们的大脑还不成熟。[7]

过多的儿童和青少年睡眠不足

表7-1显示了晚上十点后入睡的幼儿比例。虽然应该更早入睡，但在1980年，晚上10点仍然醒着的幼儿占比达到了20%~30%；到了1995年，两岁以下的幼儿中，晚上10点仍醒着的比例增加到了近50%左右。

表7-1　22:00后入睡的幼儿比例[10]

年龄	1980 年	1990 年	1995 年
1 岁	25.6	35.4	40.4
2 岁	29.3	41.5	48.3
3 岁	21.7	35.6	37.2

直到3岁为止，养成生物睡眠和觉醒节奏是很重要的，如果这个节奏没有被养成，那么即使长大成为高中生或大学生，也可能会出现睡眠障碍。大脑通过对光的敏感性来管理睡眠和觉醒的节奏。通过眼睛进入的光线会到达位于视交叉上核的节律中枢（生物钟），同时也会传递到松果体以调节褪黑素的分泌。褪黑素有助于降低体温，带来困意。在这个阶段，建立这

种神经回路的通道是很重要的任务。

在 4~6 岁幼儿的睡眠中，幼儿园的午睡成了一个问题。幼儿园的指导方针规定，幼儿要在上午和下午都要午睡，而年长的孩子则只在下午午睡。大多数幼儿园都会安排午餐后一个小时的午睡时间。对于 3 岁的孩子来说可能还好，但五六岁的孩子在幼儿园午睡一个小时后，晚上很难入睡。因此，午睡要和晚上的睡眠一起考虑是很重要的。此外，幼儿期的个体差异很大，有时需要进行个别化的处理，但很多时候幼儿园的运作不允许这样做。

图 7-2 显示了日本从小学生到大学生的四个群体在平日的平均睡眠时间，这是根据日本广播协会（NHK）的国民生活时间调查得出的（1995 年部分地区实施了星期六休息日制度，调查方法也略有变化，因此仅供参考）。

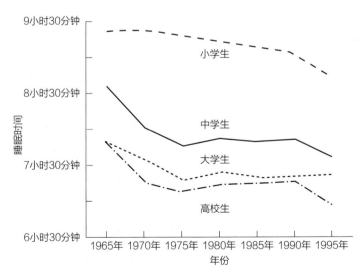

图 7-2　日本中小学生、大学生、高校生的睡眠时间[10]

最值得关注的是自 1965 年至 1975 年间，中学生的睡眠时间减少了一个小时之多。这种急剧的睡眠时间减少在 1980 年左右曾经有所平缓，但到了 1995 年再次出现。尽管没有明确的原因，但社会普遍夜生活化和激烈的考试竞争可能对他们产生了影响。尽管高中生的睡眠时间已经减少，但自 1970 年以来一直保持在一个相对稳定的水平。然而，到了 1995 年，他们的睡眠时间已经降至六个小时左右。小学生的数据概括了广泛的年龄范围，但可以明确看到，小学生的睡眠时间也在减少，从 1960 年的 9 小时 22 分钟减少到 1995 年的 8 小时 43 分钟，35 年间减少了近 40 分钟。

为了研究这种小学生、中学生和高中生的睡眠不足对他们身心发展的影响，东京都教育委员会于 1993 年对 13471 名包含小学生、中学生和高中生在内的对象进行了调查。结果显示，感觉睡眠不足的学生比例分别为小学生 40%、中学生 60%、高中生 70%，随着年级的增加，这一比例逐渐增加。就原因而言，"感觉不舒服"占 37%，"看电视"占 33%，"难以入睡"占 27%，"学习"占 19%。可以看出，无目的的熬夜和睡眠不足已经在各个年级间蔓延。调查还发现，在调查前一个月里，超过一半的学生感到睡眠不足，其次是 30% 的学生感到眼睛疲劳和肩膀酸痛，这和成年人的不适症状几乎没有区别，这表明了问题的严重性。

此外，一个重要问题是夜间作息和睡眠不足导致了不吃早餐的情况。堀忠雄[10]在 1995 年至 1997 年间进行了睡眠生活习惯的实地调查，并以是否吃早餐作为生活规律的指标。这些不吃早餐的群体包括：大学生中有一半人不吃早餐、中学生和高中生中有四分之一的人不吃早餐、小学六年级学生中有 30% 的人不吃早餐、小学四年级学生中有 22% 的人不吃早餐；幼儿园中有 14% 的幼儿不吃早餐，而保育园中不吃早餐的幼儿比例高达 26%，是幼儿园不吃早餐的幼儿的近两倍。[⊖] 虽然大学生中不吃早餐的人的比例看起来过高，而高中生以下的学生似乎还算健康，但实际情况并非如此。在所有未成年人中，"熬夜→起床晚→不吃早餐"的负面连锁反应正在蔓延，导致学校生活和校外生活中都出现了心理和生理上不健康的学生。

1999 年进行的有关日本冈山市和仓敷市的小学生、中学生和高中生睡眠时间调查也证实了这一趋势依然持续存在。调查结果显示，平日，小学四年级学生平均睡眠时间为：21: 49 入睡，6: 47 起床；五年级学生 22: 05 入睡，6: 48 起床；六年级学生 22: 19 入睡，6: 48 起床。周末，入睡时间比平日推迟了 40 ~ 50 分钟，起床时间推迟了 30 ~ 75 分钟。

中学生平日的入睡时间是 23: 23，周末的入睡时间是 0: 10；平日的起床时间是 6: 55，周末的起床时间是 9: 18。而高中生平日的入睡时间是 0: 30，周末的入睡时间是 0: 50；平日的起床时间是 6: 53，周末的起床时间是 9: 23。因此，中学生的平日睡眠时间为 7 小时 23 分钟，周末为 9 小时 5 分钟，而高中生的睡眠时间比中学生少大约 1 小时。[10]

⊖　在日本的幼儿教育体系中，幼儿园主要面向 3 ~ 6 岁幼儿，而保育园则涵盖了 0 ~ 6 岁的幼儿。——译者注

过度晚睡会导致吃夜宵，而夜宵常常是不健康生活的一个指标。像面包和面食这样的淀粉食物可以在一两个小时内消化，但含有蛋白质和脂肪的食物需要大约四个小时才能消化。如果吃了消化时间较长的食物后立即睡觉，就容易患上逆流性食道炎。这是因为未消化的胃内容物会到胃入口和食道下部，在胃酸的参与下引发炎症。因此，至少要在饭后两个小时后再睡觉才是合适的。

主题4

延迟上学时间有助于提高成绩

在美国，自 2012 年起，研究人员开始调查中学生和高中生是否比小学生更倾向于熬夜并早起。结果显示，随着年龄的增长，中学生和高中生的就寝时间晚于小学生，但所有年龄段的平日起床时间都是 8:00 以配合学校上课时间。因此，为了弥补平日睡眠不足（平均 2.75 小时），随着年龄增长，周末的起床时间也逐渐延迟。换句话说，中学和高中生为了上学不得不早起。然而，他们并非因为懒惰或缺乏锻炼而如此。这背后涉及青春期的生理学因素。许多人在青春期熬夜，但成年后会变得早睡早起。睡眠模式受大脑信号和激素复杂关系的调节，并随年龄而变化。[9]

美国疾病控制和预防中心建议处于青春期的人每天睡 8.5～9.5 小时，但只有 15% 的人达到了这个标准，大多数年轻人的睡眠时间都不到 6.5 小时。根据日本内阁府 2011 年的调查，15～19 岁年龄段群体的平均睡眠时间为 7 小时 42 分钟。尽管两国的年轻人都存在睡眠不足问题，但其中一部分原因是褪黑素这种导致睡眠的激素在不同年龄段有所变化。10~12岁的少年的生物钟会提前，这导致他们在19:00—20:00达到最高的觉醒水平。虽然对于大多数父母来说，21:00—22:00是逐渐感到困倦的时段，但对于这个年龄段的少年来说，他们并不感到困倦。这种父母和子女在觉醒水平上的时间差异与褪黑素有关，十多岁的青少年的大脑中褪黑素的释放比成年人晚两小时。此外，褪黑素在十多岁的孩子体内停留时间较长，这是导致中学生和高中生早晨难以醒来的原因之一。相比之下，成年人早上体内的褪黑素几乎已经消失，所以早起不再困难。[9]

近年来，人们逐渐深入认识到青少年的睡眠和学习之间存在密切关系。例如，在美国明尼苏达州，一所高中的上课时间从7:30被推迟到8:40。研究人员对该校7000名高中生进行了调查，结果显示，与未更改上课时间的学校相比，睡眠时间更长的学生成绩更好，患抑郁症的学生数量也减少了。同样，在肯塔基州的一所高中将上课时间推迟一小时后，学生的出勤率和考试成绩都有所提高。另外，在肯塔基州的另一所高中将上课时间推迟一小时后，涉及交通事故的学生数量大幅减少了。[9]

尽管推迟上课时间有这样的积极效果，但大部分美国学校并没有采取这种做法。根据美国教育委员会的说法，推迟上课时间会影响放学后的活动，并给老师和家长都带来不便。然而，根据明尼苏达大学教育改善应用调查研究中心的调查，推迟上课时间并没有对该州的高中放学后的工作或活动造成严重影响。虽然需要调整时间表，但放学后活动的出勤率几乎没有变化，还有一些学校的运动员竞技成绩也有所提高。[9]

第 8 章

敏感期——学习的最佳时期

在第 2 部分的第 4 章到第 7 章中，我们讨论了使人类从环境中获取信息的速度最大化的四种功能。本章将探讨这些功能在特定时期发挥作用的最佳时机。所谓最佳时机，指的是关键期（critical period）和敏感期（sensitive period）。敏感期是指感官输入对知觉 – 运动系统发育影响最大的时期。而关键期是指通过经验获取新行为的有限时期，该时期内获得的行为是"不可逆的"。[1]雏雁刚出生时将眼前的动物当成自己的亲人，并一直追随学会新行为的现象是一个说明关键期的著名例子。

胎儿的大脑充满了变化

胎儿的神经回路的形成始于子宫内。在妊娠中期的第 20 周到第 23 周，感觉系统的长距离连接开始形成，胎儿受到各种环境刺激的影响。这些环境刺激从出生前就微调神经回路。

然而，过去研究子宫内神经系统的变化是困难的，我们对胎儿期脑部变化了解甚少。在 20 世纪 50 年代的早期观察中，研究人员使用了脑电图，通过在母体腹部放置电极记录了胎儿出生前的脑电活动。即使是这种简单的方法也能显示出胎儿窒息、神经异常、出生时的脑损伤等特殊脑电图模式。胎儿出生前的脑活动可以在一定程度上预测其出生后的发展。

现在，人们通过脑成像技术可以观察胎儿的脑活动。因为胎儿对听觉刺激很敏感，所以听觉系统得到了最详细的研究。视觉系统在这个时期几乎没有感觉输入，在出生后才开始发挥作用。相反，胎儿在子宫内就能分辨听觉信息。由于内耳的听觉感受细胞在妊娠期间开始工作，新生儿能够识别胎内听到的声音，并区分母亲的声音和其他声音。这种听觉辨别能力在出生后三周内完全成熟。[2] 这些研究表明，注意力、记忆等认知过程从出生前就开始发挥作用。早在 20 世纪 70 年代，鲍尔（Bower）[3] 就指出新生儿具有高度的认知功能，而当前的研究则表明这些认知功能是从胎儿到新生儿连续发展的。

从视觉系统的关键期看"出生与成长"

在 20 世纪 60 年代，休贝尔和维塞尔（Hubel 和 Wiesel）观察到了感觉经验对发育中的神经路径形成的影响，开启了"发育的关键时期"和"遗传与环境"的新认识，并在 1981 年获得了诺贝尔生理学或医学奖。他们使用微小电极研究了猫的初级视觉皮质的神经元的特性，并发现了眼优势柱和与之垂直的方位柱（见图 8 - 1）。眼优势柱是接收来自左右眼的输入的细胞群，这些细胞交替排列，而方位柱是选择性地对特定方向的条状光刺激做出反应的细胞群。[4]

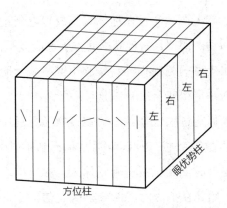

图 8-1　视觉区中的方位柱和眼优势柱[4]

　　因此，来自左右眼的输入在初级视觉皮质中进行位置竞争。如果在猫崽出生后不久将其一侧的眼睑缝合，那么该眼仍然能感知光线的明暗，但无法辨别物体的形状。接着，在小猫出生后一周大时缝合眼睑，两个月后再次打开，然后在出生后两个半月大时再次缝合眼睑，在 38 个月后再次打开，那么视觉区中的神经细胞不会对被遮蔽的眼的刺激做出反应。

　　此外，研究人员将某种放射性物质注入刚出生的猴子的一只眼中以观察初级视觉皮质中来自左右眼的输入。如果左右眼的输入是相等的，那么在视觉区中会出现等量的条纹，其中白色区域对应于注入了放射性物质的眼，黑色区域对应于未注入放射性物质的眼。然而，如果立即在猴子出生后将其中一只眼睑缝合起来以阻断视觉信息，然后在另一只正常眼中注入放射性物质，那么对应于正常眼的白色条纹区域将比对应于被缝合眼的黑色条纹区域更广。这表明视觉区在遗传上均匀地连接到左右眼的突触，但是对于被缝合的不活动的区域来说，它被活动着的区域所代替，这显示了其可塑性。

　　然而，视网膜和大脑皮质之间的中转神经核（丘脑的外侧膝状体）接收来自被缝合的眼的信息是正常的。换句话说，这种反应性偏差是在皮质层面发生的。研究人员随后发现，原本应接收来自被缝合的眼的输入的眼优势柱并未发育，而接收来自打开眼睑的眼的输入的眼优势柱却远比原本更大。然而，如果在出生一年后将眼睑缝合起来，然后在出生 38 个月后打开，视觉区的神经细胞就能够均衡地接收到双眼的视觉信息。[2]

　　这些实验结果表明，早期的视觉经历对初级视觉皮质的神经通路形成至关重要，而小猫在某个时期未打开眼睑则无法恢复到原先状态。这是神经系统对特定环境刺激特别敏感的短暂时期，即所谓的"关键期"。但由于这一敏感时期的持续时间相当长，因此更适合称之为"敏感期"。随后的研究证明，其他感觉系统的发展也同样受到经验的影响，感觉系统的敏感期不仅在发展神经科学中确立了重要概念，而且在发展心理学和教育学中也得到了证实。根据休贝尔和维塞尔的说法，猫的视觉系统的敏感期是出生后 3～5 周，但在 4 个月后几乎不受环境影响。人类的敏感期在 3 岁以内。即使在 3～10 岁，通过闭眼遮蔽也可能轻微降低视力，但据报道很容易恢复。[5] 此外，对于视觉系统敏感期的认识也对大约 2% 的幼儿患有的弱视治疗有所帮助。弱视是由眼部发育异常引起的，它会导致视力下降、斜视和深度知觉下降。因此，在日本，人们试图在 3 岁儿童健康检查中发现视觉异常。弱视的治疗方法是让患有弱视的眼睛戴上眼罩，让另一只健康的眼睛进行视觉活动，从而促进患有弱视的眼睛的视觉通路发育。这种治疗最好在 8 岁之前开始，[2] 但需要注意的是，如果治疗时间不当，正常眼睛的视力也可能受到损害。此外，弱视的孩子因为在看得见的眼睛上戴眼罩后视力会变得模糊，所以他们不喜欢戴眼罩。于是出现了弱视训练器"Okurupatto"。"Okurupatto"看起来像是一台普通的平板电脑，但是裸眼看只能看到纯白的画面，而通过偏光滤镜，游戏画面就能显示出来。换句话说，"Okurupatto"通过给弱视的眼睛戴上带有偏光滤镜的眼镜，让孩子们通过玩游戏来促进眼睛的发育。

从对视觉系统关键期的发现中，我们归纳了遗传和环境在视觉系统发育中的关系。从遗传角度来看，在初级视觉皮质中，双眼输入区域的比例是相等的。然而，在关键期内，双眼输入作为环境因素在初级视觉皮质中相互竞争，这种竞争导致了眼睛输入较多的一侧占据优势地位。在正常情况下，双眼接收到相同程度的视觉刺激，初级视觉皮质中表现为左右平衡的区域分布。相反，当一只眼睛的输入被阻断时，输掉竞争的眼睛占据的区域将变小。换句话说，受视觉阻断影响的眼睛对应的神经细胞数量减少，而未受阻断且获胜的眼睛对应的神经细胞数量增加。另外，视力和双眼视觉虽然都属于眼睛的功能，但其关键期却是不同的。此外，我们还知道色彩识别、运动感知、深度感知等眼睛的功能各有其关键期。

"出生和成长"在绘画中的体现

如果从出生开始就没有接触过绘画的人画出了人物画，那么画出的图画会是什么样的呢？当考虑到一个人在绘画方面的

"出生和成长"背景时，这个问题就变得很重要。如果绘画能力不受周围环境影响，即使没有接触过绘画，也会发展出一种规范的绘画风格，即从只有头和四肢的"头足画"开始，然后逐渐加入身体（见图 8 - 2 上面两幅图）。但如果环境因素对绘画发展是必不可少的，那么这些人可能只会停留在头足画的阶段。

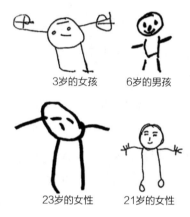

3岁的女孩　　6岁的男孩

23岁的女性　　21岁的女性

图 8-2　绘画资源匮乏地区的绘画作品[6]

　　为了探讨这一问题，科克斯（Cox）[6]在 20 世纪 80 年代对土耳其的一个地区的儿童和成人进行了绘画调查，这个地区的人几乎不绘画或使用文字。图 8 - 2 上面两幅图展示了儿童的绘画水平，下面两幅图展示了成人的绘画水平。结果发现，与生活在绘画环境较好的地区的儿童相比，这些儿童的绘画并没有太大的差别，也是从头足画开始，然后逐渐加入了身体部分。然而，在被调查地区的 30 名初次尝试绘画的成年人中，有一半的人画的仍然是头足画。图 8 - 2 右下方的图画描绘了平衡协调的五官，单看这一部分不会让人觉得像是幼儿画的，但是画中没有关于身体的描绘，这在幼儿的画中很罕见，也很珍贵。

这项研究的结果于 1989 年在芬兰举办的国际会议上被公布，许多与会者为之震惊。一些人怀疑即使到了二十多岁还在画头足画的人是否具有正常的智力，许多人询问研究对象的智力是否迟缓。科克斯回答说，他们没有进行智力测试，但是调查对象过着普通的日常生活，智力是正常的。

随后，科克斯的研究小组对曾在缺乏文字和绘画的地区长大，然后搬到安卡拉市居住了 10 ~ 15 年的 68 名不识字的成人 (21 ~ 65 岁) 进行了类似的调查。结果发现，其中约三分之一的人画的是头足画。安卡拉是一个教授和学习绘画、文字的社会，但是被调查的人没有学习阅读和写作，对于绘画等象征文化也不感兴趣。另外，绘画的发展也存在着敏感期，也许被调查的人在搬到安卡拉之前敏感期已经过去了，长大后搬到安卡拉也没有促进他们绘画技术的发展。[6]

为了研究绘画的系统发展，俄罗斯的科茨 (Kohts) 夫人在 1913 年至 1916 年间对名叫约翰尼的黑猩猩进行了调查，并在 1925 年至 1929 年间对她的儿子鲁迪进行了调查。图 8 – 3a 和图 8 – 3b 分别展示了黑猩猩和鲁迪的第一阶段的潦草画，而图 8 – 3c 和图 8 – 3d 则展示了黑猩猩和鲁迪的第二阶段的绘画。这四幅图揭示了两个重要发现。首先是黑猩猩的潦草画会逐渐发展。第一阶段的画中的线条简单，而第二阶段的画中出现了交叉的细线和粗线，这些线条是通过眼睛和手的配合勾勒出来的。这是关于类人猿通过眼睛和手的协调来绘制线条的首次报道。另一个发现是鲁迪的画在第二阶段已经达到了类似于头足画的图像形式，而黑猩猩的画却没有这一改变。[7]

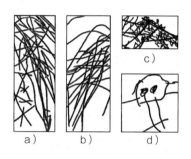

图8-3　黑猩猩和幼儿绘制的画作[7]

a）黑猩猩的第一阶段潦草画　b）幼儿的第一阶段潦草画

c）黑猩猩的第二阶段描线　d）幼儿的第二阶段描绘

莫里斯（Morris）[7]在 1962 年总结了过去 50 年间关于灵长类动物绘画线条的报告。在这期间，他对 23 只黑猩猩、2 只大猩猩、3 只红毛猩猩和 4 只吼猴的绘画线条进行了调查。特别是对 2 只黑猩猩的绘画线条进行了集中调查，它们分别画了约 200 幅和 400 幅画。结果显示，它们的绘画最初是单一的线条，然后转变为复杂的潦草画，进而绘制粗线。黑猩猩的绘画线条发展与人类的发展过程相似，通过线条的交叉最终能够画出圆圈。然而，正如科茨所发现的那样，无论类人猿经历多少岁月、积累多少经验，都无法画出图像。因此，类人猿能够画线条，但无法画出图像。相反，人类通过线条逐渐进行绘画。

幼年黑猩猩与同龄的人类相比，在动作控制方面更为发达，在早期的潦草画中也能观察到眼睛和手的协调。相反，同期的人类幼儿的绘画线条并不十分受控。随着动作的发展，儿童的画法逐渐分化。这种分化过程在人类中需要 10 年时间：在两岁到 5 岁时，儿童开始在头足画中加入身体；在 9 岁到 10 岁时，儿童的绘画变得更加写实。

回归幼儿绘画的立体派风格

有趣的是，幼儿不擅长直接按照所见进行写实绘画，而是根据对物体的了解来进行绘画。[6]例如，一个从侧面看汽车的幼儿可能只看到两个车轮，但他会展开画出汽车——画出车身上的四个轮子。另外，一个 11 岁的男孩画的两个足球选手，表现出了视角的变化。右边的球员正在踢球，左边的球员正准备接球（见图 8-4）。这个孩子总是把球员的鼻子画在脸的左侧轮廓上，但在左边球员的脸中间也画了鼻子。他抓住了球员从一开始向左侧奔跑而戛然停止的瞬间，然后栩栩如生地描绘了正面接球的情景。他通过连续绘制足球比赛中球员之间的合作动作，将整个连贯的比赛过程压缩成一系列画面。换句话说，孩子们在绘画时并不只是关注物体在某一时刻的外观，而是通过移动视角，整合来自多个视角的物体外观，并在绘画中将其从时间上压缩，从而表达物体的本质。

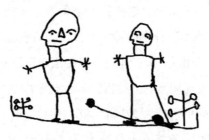

图 8-4　11 岁男孩画的足球选手[6]

基于这种儿童绘画，儿童绘画研究的先驱吕凯（Luquet）在 1927 年发现，儿童绘画是基于将视角移动，将对象在心中进行时间上的压缩和再构建的"内在模型"。他将这称为"智力写实性"，并区分了直接绘制所见的"视觉写实性"。吕凯指出，9 ~ 10 岁，儿童的绘画从智力写实性转向视觉写实性，并且还会发展。9 ~ 10 岁是一个关键时期（参见第 9 章的"9 ~ 10：计划能力初现——斯卡蒙的发育曲线"）。[6]

过去人们认为视知觉是基于静止状态的视网膜接收到的光刺激进行外界推理的结果。简单来说，人们基本假设视知觉是基于单一视点，也就是使用单眼观察外界的知觉。然而，与此相反，吉布森（Gibson）[8]强调视知觉涉及对外界的作用和运动，并认为通过移动视线和变换视角可以更好地理解外界。他将探索行为纳入视知觉，从不同的视角捕捉对象，将对象的感知信息称为不变结构，并认为即使改变视角，这些信息也不会改变。正是这样，幼儿的绘画中融入了视知觉的探索行为，他们试图通过移动视角捕捉对象。通过这种方式，幼儿认识了外部世界，学习了自己与环境的关系，并据此内在模型进行绘画。

另外，当听到有关幼儿智力写实性的解释时，人们不禁会想起以毕加索为代表的"立体派"艺术。立体派试图整合视角的移动和从多个视角获得的有关对象的视觉，更关注"对象是什么样的"而不是"对象看起来是什么样的"。例如，图 8 - 5 是毕加索于 1937 年绘制的作品。图中脸的右边，眼睛和鼻子都朝向右侧。对于这位女性来说，这是左眼。然而，鼻子上有两个鼻孔，鼻子是正对着的。与此相呼应，左边绘制的眼睛是正对着的。与图8-4中的足球选手的脸一样，这幅画中同样融合了正面朝向和侧面朝向的脸庞。

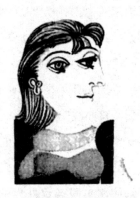

图8-5　毕加索绘制的《朵拉·玛尔的肖像》[6]

立体派试图让观者在心中重新构建画家对对象的理解。据了解，吕凯受到立体派的影响很深，他从立体派中获得灵感，将幼儿的绘画解释为智力写实性。他的绘画发展理论对皮亚杰的发展理论产生了影响。孩子们画出侧脸并画出两只眼睛，或者画出从外面看到的房间，这说明孩子们并非根据所见来绘画，而是将事物简化为固定的图式。因此，孩子们会不自觉地输出在心中构建的东西，而无法与他人分享视角。皮亚杰将此称为"自我中心思维"。[6]

值得注意的是，立体派实际上在逆向地影响着儿童绘画的发展。儿童的绘画从"对象是什么样的"发展到"对象看起来是什么样的"，而立体派却试图从"对象看起来是什么样的"出发，将注意力转向"对象是什么样的"。先于立体派的传统绘画尝试通过单一视角的透视法和明暗法则来现实地描绘对象及其周围的世界。

从 19 世纪末到 20 世纪初，欧洲的电影和无线通信颠覆了现实世界的感知常识，而铁路和飞机的速度则缩小了以往的世界。在这种感知和世界观的动荡中，画家们开始重新审视传统绘画，而立于前沿的是立体派。自文艺复兴以来的表现方式旨在真实地描绘对象，而立体派则将画家视为外界环境的参与者，通过更新对对象的集成记忆来表现它们。当时的画家试图从"对象的外观"现实主义走向"对象的本质"现实主义，这一过程与幼儿通过与环境互动学习自身与环境关系的过程有很大的重叠。两者的不同之处在于画家有意识地倾向于解读时代的氛围，追求新的现实主义，而孩子则自发地根据好奇心探索对象及其周围环境。

本质上，绘画是一种反映绘画者对对象的"内部模型"或表象的理解的行为，而不仅仅是简单地复制所见。比如，画家片冈珠子自 60 岁后经常画富士山，但她画的富士山山脚的倾斜角度与实际角度明显不同，因为这是根据她内心的富士山模型来描绘的。孩子画的足球选手本质上也是一样的。因此，绘画教育不仅包括描绘对象的真实技巧，还包括处理对象"内部模型"的形成以及表现这些模型的绘画技巧。

获得性状是否会遗传——除 DNA 的碱基序列以外的遗传信息

母鼠对幼鼠的关怀程度会影响其成年后的行为。[2] 母鼠的育儿方式存在个体差异，照顾和保育的频率各不相同。在出生后的第一周，经常被母鼠舔舐的幼鼠，其成年后处理压力和恐怖情境的能力比几乎或完全没有与母鼠接触的幼鼠要强。随着这种差异的出现，海马体上某些基因的活性发生了变化。这些糖皮质激素受体基因在应对压力反应中起着重要作用。经常受到母鼠照顾的幼鼠，其基因表达水平比没有经历同样对待的幼鼠更高。

这种效应是由 DNA 的表观遗传修饰引起的，这是环境因素影响获得性状遗传。提到获得性状遗传，让人想起中学科学课上出现的 19 世纪初的拉马克的"用进废退说"。然而，科学界尚未发现由使用和不使用引起的获得性状遗传，但研究者正在逐渐发现由环境因素引起的获得性状遗传。表观遗传学是指即使 DNA 的碱基序列没有改变，表型也会发生变化的现象。这种控制是通过化学稳定的修饰实现的，但会受到饮食、大气污染、吸烟等环境因素的影响。换句话说，表观遗传学是遗传和环境因素之间的桥梁。[2]我们来详细了解一下。表观遗传学有许多形式，但最著名的是 DNA 的甲基化。在 DNA 的四种碱基（A、T、G、C）中，只有胞嘧啶（C）会发生甲基化，胞嘧啶与甲基基团结合后变为甲基胞嘧啶。在粗糙的育儿环境下，幼鼠的细胞内会通过酶的作用将甲基基团添加到胞嘧啶上，而甲基胞嘧啶会阻碍氨基酸的转录，从而影响表型的表达。这种 DNA 的甲基化部分也会传递给下一代，因此它是遗传信息。[9,10]

这一发现的创新之处在于，通过表观遗传学的机制，揭示了基因和环境之间的相互作用，以及表明了获得性状的传承是一种途径。此外，这一发现引人注目的地方在于，它表明表观遗传修饰及其相关习性是可逆的。出生于缺乏关爱环境的幼鼠，在被充满爱心的母鼠抚养后，去除了沉默的表观遗传标志物激素受体基因，结果，其应对压力的反应程度与接受高质量抚养的幼鼠相当。此外，通过给予阻断特定类型表观遗传修饰的化学物质，也可以去除这个遗传标志物。[2]

这些发现也在人类身上得到了验证。研究人员对受虐待并在成年后自杀的个体的大脑进行了检查，并将其与未受虐待或因其他原因死亡的个体的大脑进行了比较。结果显示，儿童时期受虐待者的海马体的糖皮质激素受体的信使 RNA[⊖]水平明显下降，低于其他两组。[2]

在过去的 20 年中，被诊断为发育障碍的儿童人数增加了 30% 以上，这不能仅仅通过与发育障碍相关的基因的存在来解释[11]，也指出了尽管遭受了父母虐待等经历的儿童的脑内基因本身并未发生变化，但表观遗传机制（即后天控制基因表达）也会对人际关系等产生影响。

出生后约两岁的健康儿童的大脑内形成了大量的突触，而在 4~6 岁这些突触会被修剪掉。这样，随着孩子的成长，必要的突触会被保留下来。相比之下，自闭症患儿由于突触修剪不足，可能会出现信息处理方面的混乱。而患有精神分裂症的人则在青春期后突触数量减少。

明和政子[11]指出，在大脑容易受到环境影响的敏感时期，这

〇　信使 RNA 是一种传递遗传信息的核糖核酸，携带从 DNA 编码链得到的遗传信息。——译者注

种情况更可能是由于表观遗传学引起的，而不是基因突变。例如，有关啮齿类动物实验的结果显示，早期暴露于视听媒体的过度感觉体验与注意力缺陷多动障碍（ADHD）有关。随着数字社会的发展，现代儿童使用电脑和智能手机的机会越来越多，这与上述动物实验的结果产生了联系（参见第 4 章）。我们应该享受科技带来的便利，尽量减少负面影响，并尽量减少机械化使用。

生育环境对人际关系发展有何影响？

创建了幼儿园的福禄贝尔（Fröbel）发现了游戏具有教育意义。在异年龄群体中组成小群，在户外进行动态游戏不仅促进了动作发展，还促进了认知能力、社交能力和创造力的发展。相比之下，室内独自玩耍、使用现成玩具进行游戏，以及使用电子游戏进行模拟体验的游戏是与真正的游戏不同的。

随着 20 世纪 60 年代至 70 年代机动车的普及，儿童的游戏时间、游戏地点和游戏伙伴数量减少，经典游戏目前显著减少。本来，游戏是儿童自发的活动，成人提供的游戏并非真正的游戏。因此，成人能做的就是创造游戏条件。在游戏传统中断的今天，我们有必要指导游戏，[12] 并且需要有能够与孩子一起游戏的老师。在这样的背景下，一些以野外活动为主的实践活动，如利用暑假开展的"冒险学校"和"河流学校"等，也开展得如火如荼。

那么，游戏时间、地点、有无伙伴会对人类的发展产生什么影响呢？戴蒙德（Diamond）[13]进行了脑发育与生活环境之间关系的研究。她将大鼠分成三组，在断奶后 80 天内分别在不同环境下饲养：①单独一只在没有游戏道具的笼子里饲养；②没有游戏道具，但三只大鼠一起饲养；③多数大鼠同居，在有游戏道具的环境中饲养。她比较了大鼠的大脑皮质重量，发现③组明显重于①组。这一结果表明，这不仅仅是因为感官刺激更多，而且在社交刺激更多的环境中，新皮质尤其是视觉区的发育得到了促进。

同样，20 世纪 50 年代，哈罗夫（Harlow）夫妇[14] 以猴子作为研究对象，开展了关于生活环境对社会行为影响的研究。与兄弟一起成长的猴子在之后的生活中获得了促进适当个体间关系的社会技能。相反，出生后 18 个月中的前 6 个月，被隔离免受母猴、其他猴子和人类接触的猴子，在之后虽然身体健康，但行为异常。这些猴子蜷缩在笼子的角落里，像自闭症儿童一样前后摇摆身体。这些猴子不与其他猴子接触，不争吵，也不玩耍。这表明，幼年时期的社会隔离会导致持续且严重的行为障碍。作为比较，这对夫妇对成年猴子进行了同样的隔离，结果发现它们并没有像幼猴那样受到显著的影响。

在考虑教育与大脑的关系时，人们通常强调给予大脑刺激的重要性。然而，"给予刺激"这一概念有时被误解，认为通过寻求新奇的环境来培养孩子，每天改变游戏伙伴和游戏地点会促进大脑发育。然而，长期来看，与相同的伙伴玩耍恰恰会加深人际关系，促进大脑发育。

1945 年，精神分析医生斯皮茨（Spitz）[14] 从系统数据中报告了婴幼儿经历对日后社会行为的影响。他比较了在孤儿院和女子监狱内分别长大的婴幼儿的发育，而没有对育儿方式进行干预。孤儿院和女子监狱都提供了清洁、充足的食物和医疗。监狱内的婴儿都是由母亲抚养，每天在指定的时间内给予了充分的关爱。相反，孤儿院的婴儿由多名托管护工照顾，并且孤儿院的孩子与他人接触明显较少。

此外，监狱内的婴儿床没有栅栏，因此婴儿可以观察到其他婴儿玩耍和工作人员工作。相反，孤儿院的婴儿床安有栅栏，婴儿无法看到外面，他们的感知和社交经验严重缺乏。

孤儿院和女子监狱中的孩子从出生到幼儿期都受到了观察。在出生后大约 4 个月，孤儿院的婴儿在一些发育测试中表现优异，内在因素在这些测试中不逊于监狱内的婴儿。然而，一年后，监狱内的孩子的运动能力和智力水平明显超过了孤儿院的孩子。孤儿院的大多数孩子表现出了称为依赖性抑郁症的症状。这些孩子内向，缺乏好奇心，活动性低下，甚至出现了情绪和认知障碍。此外，他们容易感染疾病，这表明大脑功能不仅影响行为，还影响免疫系统。两三年后，监狱内的孩子能像普通家庭的孩子一样积极活动，掌握了数百个词汇，并能说出句子。相反，孤儿院的孩子仍然发育迟缓，无法行走，只能说出几个词。

尼尔森（Nelson）等人[15]报告了政治变革背景下艰苦养育环境对婴幼儿的发展的影响。1989 年罗马尼亚的齐奥塞斯库政权垮台时，数十万名儿童被遗弃在国营孤儿院里。自 2000 年以来，相关研究一直在调查将孩子从机构转移到家庭中是否有效，以及最有效的时机是什么。他们从出生半年到两岁七个月的 136

名儿童中随机选择了一半送到寄养家庭，另一半继续留在机构
里。为了与孤儿进行比较，他们还增加了在一般家庭中成长的
群体，并在三岁半、四岁半、八岁和十二岁时纵向研究了这三
组的发展差异。研究者对比这三组数据发现，被寄养的孩子在
认知、语言、情感依恋的形成（参见第 11 章）以及大脑活动等
方面优于留在机构的孩子。而且，转移到寄养家庭的时间越早，
改善效果就越明显。这项研究发现，社交技能的关键期是 20 个
月，20 个月之前被送到寄养家庭的孩子在社交技能方面明显优
于 20 个月之后被送的孩子（见图 8-6）。此外，他们也证实了
与斯皮茨类似的结果，隔离的孩子在孤儿院的逗留时间越长，
认知障碍的患病率就越高。这些孩子大部分在机构里被疏于照
顾数年，之后，就算在领养父母的努力下，被领养的孩子中的
大多数人也未能与家人和朋友建立适当的关系。[15]

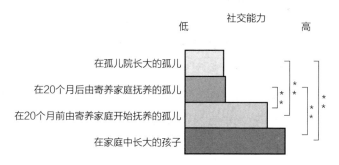

图8-6　被寄养孤儿的月龄对社交能力发展的影响[16]

此外，对于在机构中被抚养直到 15 个月，并且随后被寄养
的孩子，研究人员在 30 个月和 42 个月时对这些孩子的语言发展
进行了追踪调查。结果显示，与从出生就在亲生父母家庭中被

养育的孩子相比，他们的语言表达和理解能力并没有差异。相反，在 24 个月之前在机构中生活，之后被送到寄养家庭的孩子表现出与机构内孩子相似的语言发展迟缓。被寄养到 2 岁之前的孩子的语言发展有所改善，但被寄养到 2 岁后的孩子在 8 岁时的书写能力也有所滞后。15 个月左右的正常发育的孩子，通常能够说出大约三个有意义的词语，[17]这表明语言前期的环境对语言发展至关重要。可能在能够用语言交流之前，通过面部表情、眼神、眼动、声音、手势等进行的非语言交流是语言发展的前提。因此，尼尔森等人的研究暗示了语言、智力、情感依恋形成中存在敏感期。

同一研究小组还研究了这些孩子的养育环境对他们的大脑的影响。孤儿院的孩子的葡萄糖代谢和灰质总体积不足，但在 20 个月之前被寄养的孩子的这些测量值上升了，并且在 6 年后的 8 岁时，与在一般家庭中长大的孩子几乎没有差异。此外，他们通过脑成像观察发现，[14] 正常婴儿的钩束发育良好，但在孤儿院长大的婴儿的钩束较细且未发育，这表明社会隔离状态下的养育对钩束的发育产生了影响。钩束是一种位于前额叶皮质的腹侧（眶部）的纤维束，与杏仁核和海马体相连，在前额叶腹侧部与杏仁核之间的情绪调控过程中起重要作用。我们从孤儿院的幼儿似乎无法表现出符合他们年龄阶段的情绪反应或情感状态可以看出这一点。

主题 5

何时开始知觉－运动技能的学习最适宜？

虽然科学界已经建立了关键期和敏感期的基础研究，但关于个体知觉－运动技能的关键期、敏感期的知识仍然相对匮乏。人的发展具有决定性的顺序，如果这个顺序中的某个阶段被省略，下一个阶段就不会开始。此外，为了获得在体育、艺术、科学领域的专业技能和知识，经历特定顺序的学习阶段是至关重要的。[1] 基于这样的观点，知觉－运动技能学习的开始时期也与准备度（readiness）相关。准备度是指学习者在心理和生理上做好准备进行学习的状态，学习者的生物成熟属于这一范畴。此外，有一种观点认为，教师不仅应该等待儿童或学生自然地成长和发展，然后再进行教学指导，还应该积极地通过教育手段来帮助学生做好学习准备。这种观点起源于维果茨基[18]的"最近发展区"（参见第 1 章），并被美国心理学家布鲁纳（Bruner）[19]提出的"创造准备状态"所支持，对教育产生了重要影响。从这些角度出发，我们可以整理发育和发展这两个术语。发育对应着生物的成熟，而发展则包括了成熟和环境等后天因素的影响，可以简单地将其表述为"发展＝成熟＋教育干预"。首先，就以成熟为重点的准备度研究来说，有一项研究探讨了乐器演奏练习的开始时期对成人表现的影响。[20] 研究将开始练习乐器的音乐家分为 7 岁以前和 7 岁以后两组，要求他们同时对计算机屏幕上的序列光刺激做出反应。结果显示，7 岁以前开始演奏练习的音乐家在准确反应的比例上更高，在整体测试中准确反应的比例也更高。因此，研究者利用 MRI 检测了开始演奏练习时间不同的音乐家的脑活动。[21] 结果表明，大脑对听觉刺激的反应因练习开始的时间而异，乐器演奏的敏感期在 7 岁左右。

　　1995 年，活跃于澳大利亚游泳界的布兰克斯比（Blanksby）等人[22]研究了开始游泳训练的年龄对学习效率的影响。他们选取了 326 名参加游泳学校训练的儿童，分析了他们开始训练的年龄、训练次数以及达到澳大利亚标准第 3 级（能游 10 米）所需的时间。结果显示（见表 8-1），5 岁开始训练的儿童比 5 岁前开始训练的儿童所需的训练次数更少，达到第 3 级的时间也更短。此外，即使在 2~4 岁开始训练，也要到 5 岁以后才能达到第 3 级。因此，最佳的训练开始时间为 5~6 岁。这个 5 岁后的年龄与其他运动或艺术活动的精英报告的训练开始年龄相似。例如，据报道，花样滑冰运动员开始训练的年龄为 5.3 岁，钢琴家为 5.8 岁，小提琴手为 5.0 岁。[1]

表 8-1　不同年龄开始进行游泳练习的儿童达到第 3 级
所需的平均练习次数、年龄、时间

开始年龄	参与人数	练习次数	到达年龄	练习时间（月）
2.7	24	110.6	5.6	36.1
3.5	39	84.3	5.6	25.2
4.5	60	54.1	5.8	15.5
5.4	74	38.6	6.3	9.9
6.5	64	28.7	7.1	7.5
7.4	42	18.0	7.8	4.6
8.4	23	14.7	8.6	3.0

第 3 部分

发育与学习——年龄对学习的影响

在第 3 部分中，我们将探讨年龄对学习的影响。我们首先解释了大脑的发育情况，然后指出了中学生和大学生在选择职业和未来道路时需要注意的事项，因为他们的大脑尚未完全成熟。接着，我们主张幼儿期与养育者之间的身体接触（依恋）可以促进独立和学习。在讨论了依恋和虐待对孩子的大脑产生截然相反的影响后，我们描述了相关情感神经回路。最后，我们指出了母语和第二语言学习的敏感期，并强调了小学英语的关键要素和中学、高中文学教材的重要性。另外，我们主张聋儿应该将手语作为母语，将口语作为第二语言。

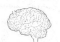

第9章
脑的发育如何改变行为

大脑的功能因不同区域而异，而且由于发育阶段的不同，了解大脑的哪个部位在什么时候开始发挥作用，就等同于知道何时开始进行何种学习。如果在 3 岁之前没有接触到类似母语的某些功能，就会导致严重的障碍，但许多功能在时间上会有很大的发展余地。此外，已经有研究发现，人类成年后的神经元能够重新生长，而这种再生过程受到身体活动的促进。在这里，我们将介绍这样的神经科学证据，它们对于促进终身学习具有重要意义。

3 岁之前母语和绝对音感的确定——神经元的修剪

大脑的变化主要分为两种：一种是由发育引起的"成熟"，另一种是由经验和学习引起的"可塑性变化"。在这里，我们将从生物学的角度观察神经元和突触的生长和减少，这与教育息息相关。神经元和突触的增减在不同的时期和不同的脑部位之间也有所不同。虽然有关这些方面的数据积累还比较有限，但人们已经了解到视觉区和前额叶皮质的神经元和突触的数量变化。

　　神经元的形成主要发生在出生前，大约在胎儿的 10～16 周达到高峰。据估计，在这个时期的胎儿脑中，每分钟大约形成 25 万个神经元。[1]出生后，脑细胞的形成仍在继续，但形成速度会在人类 2～3 岁时急剧减缓。成年人的大脑也在产生新的细胞，但据目前所知，其形成能力相对有限。出生时，大脑皮质中约有 400 亿到 500 亿个神经元，但到了 3 岁，70% 的神经元会因细胞死亡而消失，剩下约 140 亿个。消失的是三年内未使用的神经元，这种大规模的减少被称为"修剪"。剩下的 30% 则保持不变，如果健康的话，人们在 100 岁后仍然会使用这 30% 的神经元。例如，婴儿的大脑天生可以应对任何语言，但如果接受日语的培养，大脑就会形成只能应对日语的神经回路，无法区分"r"和"l"。然而，直到 3 岁，并不是所有功能基础都会形成，目前已知的在 3 岁之前形成的基础只有母语和绝对音感。因此，"人脑在 3 岁前就成熟"的"3 岁神话"是不正确的。另外，如果在 3 岁之前没有机会接触到类似母语的功能，将会导致严重的障碍。关于这一点，我们将在第 12 章中详细阐述。

　　人类出生时，大脑的重量约为 400 克，随着时间的推移，尽管神经元数量减少，但由于树突的分支和突触的增加，成人的脑重量增加到 1400 克左右。突触的形成也在胎内开始。据推测，人类出生时，每分钟约有 200 万个突触形成，与突触形成相关的基因活动在大约 5 岁达到顶峰。幼儿时期的经历对发育中的神经回路产生重大影响，并且这种影响可能会持续一生。

在青年期，大量的突触被清除，导致脑中突触总数减少约40%，随之而来的是行为的改变。换句话说，突触的形成和修剪是终身发生的，现在被认为是正常脑功能不可或缺的部分。

小儿科医生哈滕洛克（Huttenlocker）[2]使用电子显微镜对除神经疾病外的新生儿至90岁的尸体进行了解剖，并数了脑组织中的突触数量。新生儿的视觉区已经具有成人水平的突触密度，而在婴幼儿期进一步增加，在1岁左右达到了新生时期的约1.5倍（见图9-1）。随后，突触密度迅速下降，到16岁左右，人们失去了自身全部突触的1/3。16～73岁的突触密度约为每立方毫米11亿个，但从74岁到90岁，突触密度略有下降，每立方毫米约为9.5亿个，这与随着年龄增长而导致的信息处理速度下降和记忆力减退密切相关。这种突触数量的变化在除前额

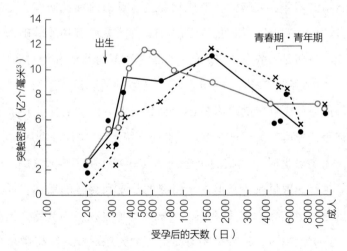

图9-1　人类初级听觉皮质（细实线）、初级视觉皮质（粗实线）、前额叶皮质（虚线）中的突触密度的发育变化[2]

叶皮质以外的许多大脑皮质中都可以观察到，但在前额叶皮质中情况不同。哈滕洛克等人[3]报告称，额叶第三层（向其他大脑皮质输出的层）的突触密度在儿童时期持续增加，但在青少年时期逐渐减少，这种变化始于 10 岁左右。

　　一项研究横向观察了视觉区和前额叶皮质中突触密度随年龄的变化，同时纵向观察了皮质之间突触密度的变化。研究人员通过使用功能性磁共振成像（fMRI）技术，对 13 名儿童的脑部纵向变化进行了调查。[4]他们每两年对这些儿童的脑部影像进行一次拍摄，从 4 岁持续至 21 岁，并计算了灰质的厚度。大脑的灰质中包含神经细胞的细胞体，其厚度取决于形成突触的树突的丰富程度。因此，随着成长，树突被修剪，灰质逐渐变薄。换句话说，灰质厚的区域仍然处于未成熟状态，而变薄的区域则表示趋向成熟。

　　根据结果显示，脑部各个区域的发育程度存在差异，脑后部的发育比前部快，左侧的发育比右侧快。换言之，枕叶（视觉区）比额叶更早成熟，额叶中负责运动控制的运动区先于其他区域成熟，而负责决策的前额叶皮质的成熟最为缓慢，这种变化一直持续到 21 岁。这种脑部发育与儿童的认知和心理功能发展密切相关，它使婴儿在学会坐稳之前就迅速掌握用眼追踪移动物体的能力，这证实了视觉区比其他脑区域发育更快。另外，前额叶皮质发育缓慢意味着青少年的价值判断和决策需要更长的时间才能达到成人水平。

9~10 岁：规划能力初现——斯卡蒙发育曲线

在日本中学的保健体育教科书中出现的斯卡蒙（Scammon）[5]发育曲线是概括人类发育情况最为著名的图表。图 9 – 2 的纵轴表示器官在 20 岁时的发育程度，横轴表示年龄。图中神经型代表了大脑、脊髓、感觉器官等的发育。这类器官在人类 4 ~ 5 岁时的发育程度就已经达到了成人的80%以上，在人类 9 ~ 10 岁时达到了成人的95%以上。生殖型代表了男女生殖器官的发育，在人类处于中学到高中时期迅速成熟。淋巴型代表了胸腺、扁桃体、淋巴结等淋巴组织的发育。这类组织在人类 12 岁左右的发育程度达到了成人的190%，但到 20 岁时又回到100%。一般型代表了呼吸器官、循环系统、消化器官、骨骼、血液等的发育，在人类处于中学到高中时期逐渐成熟。

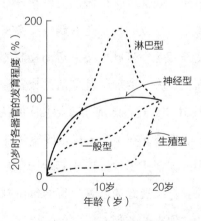

图 9-2　斯卡蒙发育曲线[5]

内脏和骨骼肌在中学到高中期间逐渐成熟。关于运动，对于中学生的骨骼肌训练来说，使用自身体重进行训练是合适的，而使用杠铃等器械训练最好在高中开始。此外，中学的长跑项目通常是2000～3000米，但到了高中，5000米跑更为普遍，这是符合逻辑的。从这样的背景来看，马拉松最适合大学毕业以后的人群。出于类似的理由，橄榄球最早也应该在高中开始，因为中学时期发育尚不成熟。

淋巴组织聚集在呼吸器官和消化道内壁的黏膜上，充当对抗细菌和病毒侵入的生物防御。最先暴露于外部抗原的口腔、咽喉和鼻腔中的淋巴组织由舌扁桃体、腭扁桃体和咽喉扁桃体组成（咽淋巴环），它们像要塞一样保护着口腔、咽喉和鼻腔免受外敌侵害。这些扁桃体在人类五六岁时较大。当感冒季节到来时，幼儿往往会出现咽喉炎症，临床上诊断为扁桃体肥大（腺样增殖）。这种症状的出现是因为扁桃体的黏膜下有大量淋巴组织，它们对从上皮细胞内侵入的抗原做出反应，导致淋巴细胞增殖。这个过程使幼儿获得了免疫力。尽管也算是一种学习和记忆，但这与阅读、书写和算术并不相同。

另外，淋巴系统在人类处于小学时期迅速增大，所以小学生的淋巴系统更容易受到核事故的放射性污染的影响。切尔诺贝利核事故导致了小学生甲状腺癌的增加。福岛核事故也引起了人们对儿童甲状腺癌的担忧，相关机构和组织对当时年龄在18岁以下的居民进行的调查仍在进行中。截至2020年6月，已报告了275例儿童甲状腺癌（来自OurPlanet-TV）。尽管事故暴露与癌症之间的因果关系尚不明确，但长期的研究调查仍然是十分必要的。

多和田叶子[6]的反乌托邦小说《献灯使》描绘了被辐射污染的日本儿童。小说中具体写道：整个国家遭受了巨大灾难，环境受到污染，实行了封闭政策，禁止使用英语，互联网和汽车也消失了，孩子们的身体变得虚弱。过了108岁的作家义郎，在照顾身体虚弱的曾孙的同时，住在临时房屋里。在这样的时刻，有关违反封闭法的话题浮出水面，他们计划将从孩子中选出的人作为献灯使偷渡到印度。尽管这部小说的情节被设定在不久的将来，但日本已经经历了自然灾害、核事故和传染病，这些事件给儿童的心理和身体发育以及学校教育带来了阴影，多和田叶子描绘的情景已经成为现实的一部分。

根据神经系统发育的特点，9～10岁的儿童的神经系统发育程度已达到成人水平的95%以上，这个年龄段的孩子已经能够有计划地执行任务。换句话说，他们开始具备安排事务的能力。从认知科学的角度来看，这意味着他们能够按顺序处理信息。众所周知，人类身心发展过程中具有里程碑式意义的阶段是出生后1岁左右和青春期。前者代表着儿童开始学步、使用工具和习得语言，而后者则因身心发生显著变化而备受关注。然而，很少有人意识到，9～10岁是儿童发展的重要时刻。在这里我们将探究这个阶段的神经系统发育情况。

特殊支援教育领域长期以来一直关注9～10岁儿童的发展。在智力迟缓儿童的教育中，是否智力发育迟缓是以是否能达到健康儿童9～10岁的智力发育水平来判断的。[7]人们普遍认为，智力迟缓儿童只能理解小学三年级到四年级的数学，如果能理解更高年级的数学，那么这个孩子是否智力发育迟缓就值得怀疑。此外，聋儿由于听力障碍，曾经被认为在 9 岁左右会出现抽象思维能力的停滞。如今，早期的语言教育使聋儿克服了这个所谓的"9 岁壁垒"（参见第 12 章）。这表明，如果残障儿童因其残障在某一特定时期经历了发展的困境，那么在正常儿童中，这一时期也被认为是发展的重要时刻。

本章稍后将提及的髓鞘化期也是在 9~10 岁，除了前额叶皮质的神经纤维外，其他部位的神经都已完成髓鞘化。这意味着大多数神经部位已经开始工作。从幼儿期到小学低年级，儿童的日常计划都不太确定，但到了小学中年级，他们逐渐开始制订日计划、周计划和月计划，并且能够进行具体的和抽象的思考，能够理解像运动规则这样的人际关系约定。

从计划性的角度来看，从这个时期开始，我们可以看到序列动作的发展。换句话说，不同的动作按照某个目标相互联系并组成一整套动作序列。从序列信息处理的发展角度来看，儿童在 9 岁或 10 岁后才能进行许多球类运动。对于尚未发展出序列信息处理能力的幼儿来说，踢足球还为时过早。10 岁之前的儿童应主要掌握基本的运动模式。

从幼儿时期到小学低年级，学校应该给孩子们提供能够改变步行、奔跑、跳跃、投掷和游泳等基本动作的运动经验。换句话说，学校应通过改变每个动作的速度、发力和方向，让孩子们经历各种不同的速度、力量和动作方向。具体来说，不同的行走地点（如草地、土地、铺装道路、沙地）会影响到肌肉力量和运动速度。在玩球类游戏时，孩子们可以接触到各种大小和重量的球，如躲避球、排球、垒球和网球等。此外，从小学中年级开始，孩子们可以练习使用涉及计划的序列动作进行各种运动。球类运动中不仅有个人内部的序列动作，还有跨个人间的序列动作。足球中的助攻和配合打法便是跨个人序列动作的典型例子。

然而，与其他年龄段不同，9~10岁的孩子的特点在于成人功能和儿童功能混合在一起。因此，在各种发展的调查和实验中，小学中年级的数据与接近成人的高年级的数据以及接近幼儿的低年级的数据混合在一起，这使数据的解释变得困难。因此，在小学教育中，如何处理9~10岁儿童的个体差异成为一个重要的教育问题。

神经纤维的髓鞘化

考虑到大脑的功能，我们在思考儿童的发育和教育时，必须考虑到中枢神经系统（即大脑和脊髓）各部分的髓鞘化时期不同的情况。[8]与灰质的成熟情况类似，白质的髓鞘化也呈现出枕叶较早、前额叶皮质较晚的趋势。在个体发育中，古老的神经通路比新的神经通路更早地开始髓鞘化（详见术语解释02）。

在非人类灵长类动物中，皮质区域之间的髓鞘化时期也存在差异，但由于这类动物出生后成熟的时间比人类短，因此它们的皮质区域之间的髓鞘化时期差异被压缩，几乎所有的皮质区域都在同一时间开始髓鞘化。相反，人类出生后成熟的时间较长，这导致了区域之间的差异。特别是前额叶皮质的髓鞘化会持续到20~30岁，并形成相对较大的皮质区域。

如图 9 - 3 所示，脊髓神经（1 和 2）和听觉神经（3）在胎儿期已经开始髓鞘化，这使新生儿从出生后开始就能够进行必

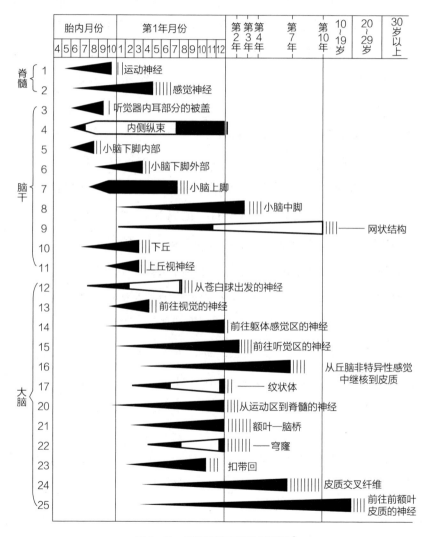

图9-3 伴随年龄变化的髓鞘化[8]

要的反射运动，如吸吮反射。运动通路从运动区到脊髓的直接路径（20）在出生几个月后开始髓鞘化，将原始反射置于自主运动的控制下。例如，由于运动通路的髓鞘化，新生儿的脸会从出生时左右转动，变为正对着前方活动。另外，前额叶皮质（25）的联合纤维（连接同一半球内的纤维）会持续髓鞘化至20岁后，这与该区域的突触增加持续到20岁后的情况相一致。

小脑中脚（8）位于小脑腹侧的桥核和下橄榄核轴突的地方，它接收来自大脑的输入，并输入到新小脑中。在图9－3中，它们在人们出生数年后开始髓鞘化。然而，2019年雨宫等人[9]的研究结果与这一观点不符。他们利用功能磁共振成像（fMRI）技术，让健康的被试在听到1赫兹频率的声音时进行右手腕弯曲和伸展运动，并记录了他们的大脑和小脑系统的活动情况。在执行任务期间，连接着同侧小脑和对侧初级体觉皮质的长距离神经功能在成年人身上比在儿童和青少年身上更为强大。相反，在小脑内部的连接方面，青少年表现出比成人更强的活动。过去人们认为这种简单的动作会在更早的阶段发展成熟，然而通过小脑中脚作用于大脑－小脑系统的机制显示，在青少年时期，这一系统仍处于发育的过程中。

从大脑功能来看，我们往往关注大脑的活动，但通过神经系统的髓鞘化，我们发现幼儿期是促进大脑以下区域功能发展的时期。换句话说，幼儿教育应该摆脱"大脑至上"的观念，不应忽视知觉－运动系统的发展顺序。

成年人的神经元也可再生

长期以来，人们普遍认为"大脑是一劳永逸的"，其构成要素神经元在人们出生后就不再更新。然而，在 20 世纪末，人们发现人类的神经元可以终身更新。这不仅在生物学上具有重要意义，而且在教育学上也是一项极具意义的发现。神经元的更新不仅增加了学习容量，而且延长了学习期限，为终身学习提供了支持。

卡哈尔（Cajal）研究了包括人在内的动物神经系统的发育过程，并揭示了神经元随成熟所经历的阶段。根据他的研究，神经元通过细胞分裂产生，伸长轴突，最终形成精确的突触连接。卡哈尔未能在成体内发现未成熟的神经元，因此得出了大脑在动物出生后结构上固定的结论。在他 1913 年的著作《神经系统的变性与再生》（*Degeneration and Regeneration of the Nervous System*）[1]中，他提到成体的大脑和脊髓神经路径"已经固定并完全形成，是不变的"。这一结论被广泛接受，并成为 20 世纪 10 年代后神经科学的核心教义，即成年哺乳动物的大脑不再生成新的细胞。尽管胎内会产生大量的神经元和神经胶质细胞，但人们认为这个生成过程在出生后就结束了。换句话说，我们被认为终生保留了出生时的脑细胞，而且损失的脑细胞永远不会被补充。

然而，1965 年，阿尔特曼和达斯（Altman 和 Das）[1]通过一种新的方法来研究各种动物，挑战了这一教义。这种方法是将某种放射性物质注入动物体内，当这种物质被细胞吸收并与新生细胞中新合成的 DNA 结合时，可以通过解剖动物的大脑，并利用 X 射线检测放射性物质来观察。通过这种方法，他们发现了大鼠的齿状回、嗅球、大脑皮质以及猫的大脑皮质中有新的脑细胞生成。随后，他们的发现得到了验证，但被神经科学界忽视了。

然而，在 1981 年，通过对小鸟大脑的研究，[1] 人们开始关注成体神经元的形成。研究发现，雄性金丝雀在性成熟后会每年学习新的恋曲以用来打动心仪的雌鸟。而学习和创作这些歌曲受到两个神经核的控制。这两个神经核在繁殖期的春季比换羽期的秋季更为发达，因此其大小会随季节的不同而变化。人们认为这种变化是由于神经核中的突触和神经元数量的增减所致。一旦繁殖季节结束，大量神经元会死亡从而导致神经核萎缩，但到了春季，新的神经元会形成，神经核重新增长，金丝雀又可以重新学习歌曲。这不仅发现了大脑和行为之间明确的直接关系，而且证明了即使在成体中，神经元也会新生，并且被整合到现有的神经回路中。

这一系列发现推翻了长期以来大脑无法自我再生的教义，特别是在鸟类中。20 世纪 80 年代后期，新生神经元在成体大鼠的海马体以及猴子的海马体和大脑皮质中被发现。[1] 从进化的角度上看，猴子比大鼠更接近人类，因此人类大脑中也可能存在新生神经元。此外，新的方法通过与特定蛋白质结合的荧光抗体技术⊖，使组织样本中的神经元和胶质细胞得以区分，并且可

⊖ 利用荧光抗体对细胞内特定抗原进行定位的方法。——译者注

以从成体小鼠的大脑中分离出神经干细胞。[1]神经干细胞保持着胚胎般未分化的状态，可以生成大脑中的任何类型的细胞。而且，由于分裂是不对称的，它们不仅可以产生新的神经元和胶质细胞，还可以无限自我再生。

成体的神经干细胞位于填满脑脊液的左右半球的空间，即侧脑室的腔壁内，它们被困在相距左右半球较远的地方。在室下区形成的细胞会移动到前方的嗅球尖端，而在海马体形成的细胞则会留在海马体附近，并分化成颗粒细胞。新的神经元添加到嗅球中对形成新的嗅觉记忆至关重要。此外，海马体中的神经元新生对空间记忆有帮助。这种神经元的新生过程受到环境因素的影响，并影响新神经元产生的速度。例如，身体活动和学习任务会促进神经干细胞的增殖，促进新神经元的存活，而压力、某些炎症和感觉阻断则会产生相反的影响。[1]

此外，1998 年，埃里克松（Eriksson）等人[10]发现人类的大脑也会在一生中持续产生新的神经元。随后，人类的大脑也被发现有神经干细胞，它们可以持续终身产生新的细胞，但随着年龄的增长，海马体中新神经元的产生速度会减慢。[1]

因此，随着人们对神经元新生的认识不断积累，我们了解到神经干细胞在智力障碍儿童或肢体残疾儿童的大脑中也会分裂。考虑到这种自我修复机制，我们可以构思出利用它的教育方案。这种神经系统的可塑性证实了特殊教育和身体残障者康复训练的有效性。

身体活动促进神经元新生

一定程度的身体活动会增加脑血流量，为整个大脑供应新鲜氧气。此外，进行长时间的高强度跑步会导致脑下垂体和下丘脑等部位分泌具有镇静作用的药物物质（如 β – 内啡肽），这些物质会引发所谓的"第二风"或"跑者高"现象，减轻长时间跑步中的疼痛感。此外，从对动物和人类的研究中发现，身体活动有助于促进大脑功能，改善心情，提高学习能力。已有研究表明，通过身体活动，小鼠的大脑内会发生化学变化，从而促进学习过程。

研究人员将基因一致的老鼠分成两组，其中一组只在笼子里给它们提供食物和水。另一组除了食物和水，它们还可以在旋转筐里跑步。[11]老鼠喜欢跑步，被提供旋转筐的老鼠平均每晚跑了 5 公里。6 周后，研究人员对老鼠进行了关于学习复杂迷宫的能力测试。那些能够跑步的老鼠比不能跑步的老鼠更快地找到了迷宫的出口。此外，能够跑步的老鼠的海马体上的突触数量增加，与记忆相关的神经元兴奋持续时间更长[12]（长时程增强，参见第 2 章），这种海马体细胞数量增加和长时程增强的神经基础促进了老鼠关于迷宫的学习。而这样的过程与所谓的脑源性神经营养因子的产生有关，这种因子在活化的神经元内产生，成为神经元的营养物质，促进神经元的新生。

一项研究调查了 11 名 21～45 岁的美国人以了解身体活动与认知功能的关系。他们每周进行四次身体活动，持续 12 周，研究人员对他们的学习和记忆进行了调查。这 11 名参与者每次运动持续约 60 分钟，包括 5 分钟的热身、5 分钟的拉伸，然后进行 40 分钟的有氧运动（如跑步机或单车），最后进行 10 分钟的冷却和拉伸。结果显示，进行身体活动的人在 12 周后记忆力显著提高。这项研究还调查了他们运动时的最大摄氧量，结果显示，吸氧量增加的人记忆力提高得也明显。此外，一项针对德国 75 名 50～78 岁的老年人进行的观察发现，一周的运动量与记忆之间成正相关，经常进行身体活动的人表现出更好的记忆功能。[13]

埃里克松和克莱默（Ericksson 和 Kramer）[14] 报告称，进行为期 12 个月的有氧运动可使老年人大脑的神经营养因子增加，同时对于海马体扩大和记忆力改善都有积极效果。此外，一项针对英国 7000 多名中老年人进行的脑成像调查显示，长时间进行适度或剧烈身体活动的人的海马体更大，前额叶皮质也会因有氧运动而扩大。[15] 然而，人们认为身体活动对海马体以外的脑区域产生的影响并非是通过新神经元的生成，而是通过现有神经元之间的连接的增加来实现的。前额叶皮质负责执行工作记忆功能，处理各种感觉信息并暂时储存，然后进行比较、判断和预测等认知操作。这种执行功能与记忆一样，随着年龄的增长而衰退，并且这种衰退在阿尔茨海默病患者中更加严重。

狩猎促进了海马体的导航记忆

有氧运动可以扩大大脑，尤其是海马体，这种扩大被认为是由于新神经元的产生。但为什么海马体会受到有氧运动的特异性影响呢？根据我们目前的了解，海马体是记忆的中枢，而这些记忆最初与地点信息和导航有着特殊的联系。随着人类的进化，海马体的导航记忆被追溯到了狩猎采集生活中的捕猎行为。[15]在大约200万年的时间里，狩猎采集生活是人类的主要生存策略，直到约1万年前开始农耕和畜牧。在狩猎采集生活中，为了追逐猎物而长途跋涉，人类比灵长类动物需要更多的有氧运动。在追捕猎物时，人类需要环顾四周，始终保持对自己位置的意识。负责这种位置信息和导航记忆的中枢是海马体。在作为记忆中枢的同时，海马体首先作为位置信息的记忆中枢得到发展。

狩猎采集生活需要人类记住自己生活的地方、移动的距离及获取某些食物的地点和时间，需要通过视觉和听觉信息来搜索周围，这种记忆和信息处理是由海马体和前额叶皮质共同完成的，用于决策制定和路径规划。狩猎采集生活通常需要人类集体行动，这促进了人类的交流。在处理必要信息的同时，狩猎者要快速移动超过20公里的距离，因此，狩猎采集不仅是身体活动，也是一种高级的认知活动。为了构建和维持这样的大脑，需要有神经元的新生和生理系统的支持，而且如果不经常使用这个系统，就有可能会失去它。

在现代社会中，我们不需要进行有氧运动来获取食物以维持生存。因此，为了维持海马体和前额叶皮质的功能，我们需要将涉及执行功能的有氧运动融入日常生活。虽然身体活动对海马体有益，但将认知活动与身体活动相结合会产生更好的效果，这会促进更多的神经元生成。例如，让患有轻度认知障碍的人在进行认知挑战的视频游戏时进行身体活动，会改善其认知功能。在这种情况下，结合认知活动和身体活动会比单独进行身体活动更有效，因为血液中的脑源性神经营养因子增加了，这个因子证实了身体活动对改善认知功能具有积极作用。此外，研究人员研究了将空间导航任务与适度有氧运动相结合对老年人认知能力的影响。除了专门设计的干预措施，他们还研究了包含认知功能和有氧运动的运动对大脑的影响。研究结果显示，与同龄人相比，经常在未铺装的道路上训练的大学生越野运动员的与执行功能相关的脑区连接更强。[15]

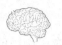

第 10 章

不稳定的初高中生大脑——未成熟的前额叶皮质

初中生和高中生不仅面临着繁重的学业压力，还处在选择未来道路的十字路口，这可能会导致逃学、社会隔离甚至是精神疾病等问题的出现。我们应该关注中学生和高中生产生心理问题的根源，即他们的前额叶皮质未成熟，因此希望在中学和高中的健康课程中考虑这一点。

前额叶皮质与"心"的本质

"心"是什么？"心"究竟存在于何处？这个问题长期以来一直备受关注。一种理解是将其视作脑、身体和环境相互作用的结果。脑是身体的一部分，但它又与其他组织密切相连，是一个复杂的器官。因此，虽然脑与身体可以区分开来，但它们相互影响。情绪会影响身体状态，而身体的健康也会影响情绪。人际关系作为环境因素，无论好坏都会影响到脑和身体，它所塑造的互动将内化于脑中。而壮美的山海景致则能给大脑带来愉悦感。

此外，从神经科学的角度来看，"心"一直被认为与前额叶皮质密切相关。尽管前额叶皮质的功能现在在"工作记忆"这一概念下被研究，但这并不能完全概括其功能。通过参考经典研究来更全面地了解前额叶皮质的功能，我们发现，患有神经疾病导致前额叶皮质受损的患者，或者接受前额叶皮质切除术的精神病患者，都丧失了积极向前迈进的精神和对内心的洞察力。[1,2]因此，前额叶皮质负责规划未来和进行自省。正是有了前额叶皮质的支持，我们才能够规划未来生活、担忧老年生活，或者反思自己的性格。这样看来，"工作记忆"虽然包含了对未来的意识，但自省可能更多地与前额叶皮质和杏仁核有关。

由于前额叶皮质是一个"汇聚区"（参见第 2 章），它与感觉系统、记忆系统和情绪系统之间存在着输入—输出关系。感觉系统向工作记忆系统传递感觉信息的过程是一种自下而上的处理过程，起到了临时储存的作用。例如，当打电话时，临时记住电话号码就属于这种情况。

为了研究前额叶皮质的短期记忆，延迟反应任务应运而生。实验中，研究者为猴子设置了两个地方，分别藏有奖励，并用小板盖住后，给予猴子几秒到几分钟的等待时间（延迟时间），然后让猴子选择有奖励的地方。在执行延迟反应任务时，由于猴子的前额叶神经元在延迟期间活跃，因此前额叶皮质受损的猴子无法执行延迟反应任务。[3]

另外，感官处理的控制通过工作记忆来实现，这是一种自上而下的处理，是基于执行功能（计划、问题解决、行为控制）的概念来研究的。虽然在 1932 年之前并没有工作记忆的概念，但巴特利特（Bartlett）[3] 早已发现，临时工作记忆会受到长期记忆的影响，这是一种自上而下的处理。他给实验被试听外国民间故事，然后让他们回忆故事。结果发现，被试回忆故事并不准确，但却有规律可循。被试会根据自己的理解重新编排故事，使之更加熟悉。根据这个结果，巴特利特认为记忆是通过丰富的想象力和从可访问的过去经验中构建的。

此外，用于研究前额叶皮质执行功能的常用方法之一是斯特鲁普实验（stroop test）。那些能够阅读的人在看到文字后会自动地读出来，而斯特鲁普测试利用了这一特点。该测试会展示一系列以不同颜色呈现的单词，要求被试回答文字的墨水颜色。同时，记录被试回答的时间。该测试的技巧在于，有时单词所写的颜色与墨水的颜色不同。当单词所写颜色与墨水颜色不同时，被试的反应会变慢，因为在回答墨水颜色之前，他们会无意识地先读单词，然后要抑制读单词的反应，并回答墨水的颜色。前额叶皮质受损的患者无法完成这个任务，即使被告知要回答墨水的颜色，他们也会说出单词所写的颜色，无法抑制读单词的反应。因此，斯特鲁普实验表明，前额叶皮质的执行功能会抑制自然地读出单词的反应，并促使被试回答墨水的颜色。[3]

在涉及多种认知活动的任务中，工作记忆的执行功能负责决定步骤，并在一个活动与另一个活动之间切换注意方向。由于执行功能的作用，我们能够从各种行为选择中进行选择，但执行功能基本上只能同时处理一项或少数几项任务。同时完成两个任务的难度很高，需要大量的练习时间，比如要求双手协调的钢琴演奏。另外，一项研究使用了"语言任务"和"视觉任务"，然后通过功能磁共振成像（fMRI）比较了被试在分别执行这两个任务和同时执行这两个任务时前额叶皮质的活动情况。[4]研究发现，分别进行这两项任务时并不需要执行功能，但同时进行这两项任务时则需要执行功能。"语言任务"是指要求在听到连续说出的单词中出现蔬菜名称时做出反应的任务，"视觉任务"是指在看到两个正方形的某处分别出现一个带有小圆的图案且小圆位置相同时做出反应的任务。结果显示，当同时进行这两项任务时，前额叶皮质会活跃，而单独进行时则不会。因此，尽管工作记忆的功能被分为临时存储和执行功能进行研究，但人们认为它们都在前额叶皮质的相同神经回路中被处理。

前额叶皮质在人类中发育良好，虽然其他灵长类动物也具有前额叶皮质，但发育程度较差，其他类动物甚至没有。前额叶皮质可以分为外侧部、内侧部和腹侧部（见图 10 - 1 和图 10 - 2）。如果把纺锤面包类比为大脑半球，那么棕色部分就是大脑皮质的外侧部分，白色部分则是内侧部分。扣带回前部是前额叶内侧部的一部分，它与执行功能相关联。前额叶腹侧部则是内侧皮质前方的眶回区域，它与工作记忆和负责情感的杏仁核有密切关系（见图 10 - 2）。只有灵长类动物具有前额叶皮质的外侧部，其他哺乳动物仅具有内侧部和腹侧部。灵长类动物所具备的认知能力源于前额叶外侧部的良好发育，它们是内侧部和腹侧部的神经回路相互整合的产物。例如，老鼠也能进行信息的暂时储存，但它们无法像人类那样将外部环境中的各种感官刺激和事件加以区分，并立即将它们关联起来，以便用于解决问题或做出决策。[3]而这是灵长类动物的专利。前额叶皮质的发展与相互作用的增加是一致的。前额叶皮质正是处理复杂信息的场所，即处理大量信息之间相互作用的地方。它的连接方式需要长达30年的时间来完善，其运用方式会受到终身挑战，并编织出多种不同的人生故事。

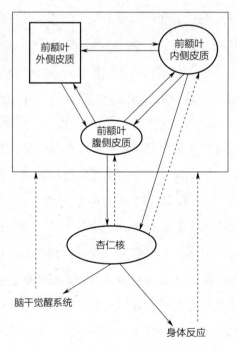

图 10-1　工作记忆回路与杏仁核的连接[3]

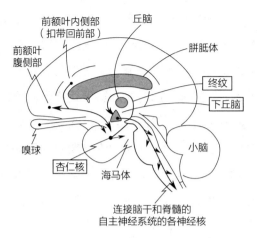

图 10-2　杏仁核的输入输出关系

前额叶皮质的成熟需要到 30 岁

青少年常常易怒，情绪容易激动。他们也很看重是否得到同龄人的认可，甚至为了得到认可去冒很大的风险。青少年和年轻成人更容易遇到焦虑、压力、抑郁和精神分裂等问题，但这个年龄段的心理问题可能主要与大脑在 10 岁到 20 岁之间的变化密切相关。特别是前额叶皮质在青少年时期经历了长时间的结构和功能上的变化，直到 20 岁后才完全成熟。[5] 前额叶皮质接收所有感官信息，根据这些信息进行行为规划、选择、决策和信息保持，并与边缘系统进行紧密的纤维连接，进行情绪控制（参见第 11 章）。此外，它还承担了并行处理两项任务的功能。

青春期前后（12 ~ 18 岁）会出现两个主要的大脑变化。一个变化是在青春期后期，前额叶皮质中神经元的轴突所传导的白质增加了。也就是说，青春期后期，前额叶皮质中的神经元进一步髓鞘化，神经信号传导速度加快，处理速度提高了。

另一个变化是儿童时期增加的前额叶皮质的树突棘密度在青春期后期逐渐开始下降。[6] 除额叶外的其他脑区的突触从人类出生后到大约 1 岁增加，此时突触密度达到最大值，到 3 岁时未使用的突触被修剪，使用的突触则被强化。然而，前额叶皮质的突触在儿童期持续增加，直到青春期才开始修剪。这种突触的修剪在 10~19 岁这个阶段进行，突触密度逐渐减少。突触的修剪对大脑的网络和感知微调至关重要，因此前额叶皮质的功能微调将在 20 岁开始发生。

此外，研究人员在对平均年龄为 9 岁的群体（儿童期）和 14 岁的群体（青春期）进行脑部扫描[7]后发现，儿童期的前额叶皮质和顶叶的灰质比白质多，而青春期的灰质和白质的数量正好相反（见图 10-3）。从儿童期到青春期，灰质逐渐减少，白质逐渐增加，这与青春期后期突触密度的降低和轴突的髓鞘化有关。类似地，研究者通过对人的大脑每隔两年进行一次扫描的长期观察发现，[6]前额叶皮质的灰质厚度在幼儿期和儿童期上升，到 12 岁达到顶峰，然后逐渐减少，与此同时，白质逐渐增加。白质的增加是由于髓鞘化的发生，这会导致突触连接的重建，提高大脑与其他区域的连接性，从而使前额叶皮质的回路逐渐变得更有条理。因此，前额叶皮质的信息处理效率提高了，执行功能等也得到了改善。此外，男性前额叶皮质的白质增加速率大于女性，并且达到峰值的时间较晚。这一性别差异表明，男性比女性更容易承受与前额叶皮质功能相关的风险，而成熟的延迟意味着这些风险直到 20 岁以后才会显现。

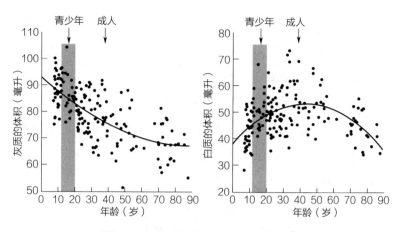

图 10-3　灰质和白质随着年龄的变化[7]

研究发现，由于突触的增加，前额叶皮质的灰质密度在 12 岁达到峰值。而 12 岁之后，灰质逐渐减少，这是由前额叶皮质中突触的修剪引起的。换句话说，青春期的前期突触数量增加，导致了过多的突触连接，而在青春期后期，这些额外的突触连接被删除。有报道称，伴随着青春期期间灰质和白质的变化，智商（IQ）在此期间也持续发生变化。[7] 在年龄介于 13 岁到 17 岁之间的被试中，有三分之一被试的 IQ 没有变化，有三分之一的 IQ 下降，剩下三分之一的 IQ 显著上升。IQ 上升的人的大脑扫描结果显示，语言智商提高的人的灰质在语言区域增加，而非语言智商提高的人手部控制区域的灰质增加（遗憾的是，这项研究没有调查 13 岁至 17 岁的被试的行为活动。如果有这四年的行为调查数据，我们可以更具体地了解生活和大脑变化之间的关系）。

为了研究大脑何时达到成熟状态，研究人员对 7 岁至 11 岁的儿童、12 岁至 16 岁的青少年和 23 岁至 30 岁的成年人的大脑进行了扫描。结果表明，与以往一样，前额叶皮质的灰质从儿童期到青春期逐渐减少，但白质的增加一直持续到 30 岁。此外，一项研究的研究人员对 178 名 7 岁到 87 岁的健康人进行了脑部扫描，扫描结果与以往发现相同，在额叶和颞叶区域随着灰质的减少，白质呈现增加的趋势。然而，灰质减少在儿童期到成年前期尤为明显，而白质的增加一直持续到 60 岁。[7]这一发现表明，即使成年后，大脑仍在发育，并且前额叶皮质在老年前仍然存在髓鞘化的现象，这是一个惊人的发现。这些发现改变了我们过去认为大脑在人类两三岁经历了关键期后就停止发育的看法。

前额叶皮质成熟滞后——未来道路选择的挑战

相关脑成像研究显示，从 10 岁开始，前额叶皮质发生了显著变化，这一阶段的执行功能将会提高。换句话说，在青少年时期，选择性注意、意志决策、反应抑制和同时处理多个任务等能力将得到提升。一项旨在研究选择性注意、执行多个任务和问题解决等多种执行功能的实验涉及了 11 岁到 17 岁的孩子。结果显示，随着年龄的增长，执行功能有所改善，并与前额叶皮质的髓鞘化相关。[6]

然而，在"匹配任务"中，年龄介于 10 岁到 19 岁的孩子的执行功能并没有按照稳定的速度模式发展。[6]在这项任务中，被试被要求尽快回答看到的表情照片（喜悦、悲伤、愤怒）或与表情相关的词语（快乐、悲伤、愤怒）。此外，被试在同时看到表情照片和词语后需要判断表情和情感词是否相符。这个匹配任务需要工作记忆和决策的参与，对前额叶皮质的回路会造成很大负担，因此年龄较大的孩子可能会有更好的表现。

一项研究调查了被试进行面部识别和相关词语匹配任务时所需的反应时间。该结果显示，11 岁和 12 岁的儿童的反应时间比 10 岁以下的孩子慢 15%。然而，13 岁和 14 岁的儿童的反应时间有所改善，并在 16 岁时恢复到 10 岁之前的水平。这种从 10 岁开始的反应时间延迟被认为是由于此时期的突触密度增加所导致的。如前所述，前额叶皮质的灰质厚度在 12 岁达到峰值后逐渐减少，白质反而增加。12 岁时额外的突触增加会对认知任务的执行产生负面影响，导致表现水平下降。但在十几岁后多余的突触被删减，表现水平又恢复到了 10 岁前的水平。

研究人员通过使用功能磁共振成像技术进行了一项观察脑部活动的实验，从而探究执行功能的发展。被试分为 7 岁到 12 岁的儿童组和 21 岁到 24 岁的年轻成人组。在这项实验中，研究人员设置了一项任务，要求被试对一个刺激（GO 刺激）做出反应，而对另一个刺激（NO－GO 刺激）不做反应（这种任务称为 GO/NO－GO 任务），从而研究其执行功能。被试依次看到文字，当看到非 X 文字时按下按钮，看到 X 时则不按按钮，换言之，非 X 文字是 GO 刺激，而 X 是 NO－GO 刺激。此结果显示，两组在需要反应抑制的任务中，前额叶皮质都会活跃，但是儿童组表现出比成人组更强烈的活跃。相比成人，儿童的表现更差，同时前额叶皮质的活动范围更广。与之相反，成人的前额叶皮质外侧下部表现出较强的活跃程度，前额叶皮质外侧上部的活跃程度与任务执行的准确性成负相关。由于这种任务的执行涉及前额叶皮质的小型网络，因此我们可以看出，从 10 岁到成人期间，前额叶皮质的广泛活动逐渐转变为限定区域的活动。这反映了 10 岁后期的突触修剪过程。因此，研究人员推测，在这个阶段，前额叶皮质的网络得到了整理，限定的前额叶皮质活动区域开始承担任务执行的责任。

此外，另一项使用功能磁共振成像技术的研究要求被试尽可能快地读出同一个字母开头的单词。被试为平均年龄为 11 岁的儿童和平均年龄为 29 岁的年轻成人。结果显示，儿童的表现比成人差，前额叶皮质的活动水平高出 60%。当然，考虑到儿童缺乏成人所知的词汇，前额叶皮质的发育尚未成熟，因此它们显示出较强的活动水平以弥补未成熟的神经回路。[6]

由于神经元在 3 岁前会被削减 70%，因此人们一直强调幼儿教育的重要性。然而，考虑到中学和高中时期以前额叶皮质为中心的网络正在快速重组，因此需要强调中等教育在促进与幼儿期不同的信息加工发展方面的重要性。

重要的是，前额叶皮质的灰质和白质的数量在 12 岁时发生逆转，而这个时期是中学、高中和大学的选科和职业选择的时期。

接受中等教育的学生已经达到了性成熟，但大脑仍处于发育中。在 10 岁后期发生的前额叶皮质突触的修剪期间，他们需要在形成网络的同时建立身份认同，并找到自己在社会中的位置。换句话说，尽管大脑还没有达到与职业和未来规划相适应的成熟状态，但中学生和高中生必须做出相应的选择。结果，中学和高中时期经常出现学生逃学、社会隔离和精神分裂症等问题。此外，由于前额叶皮质的髓鞘化一直持续到约 30 岁，大学入学和毕业时的职业选择问题可能导致中年后期的社会脱节。

神经系统网络的形成和身份认同的建立在 10 岁后期是如何相互作用的？神经系统将如何适应和反映周围社会环境的影响？第 5 章指出，直接经验对人际关系的发展至关重要。现在，让我们深入探讨一下 20 世纪 60 年代至 20 世纪 90 年代之间生活环境的巨大变化对青少年身份认同的影响。

在日本，直到 20 世纪 60 年代前半期，人们通过跟不同年龄段的孩子一起玩耍来培养其共同感知的能力，以及学会感受其他人也能成为朋友的人际交往能力。此外，亲戚和邻居为孩子们提供了不同于父母和老师的观点。再有，学校里聚集了来自工薪阶层、农家和商人家等不同背景的孩子，他们互相拜访，学习各种生活方式。然而，20 世纪 60 年代的大规模住宅区建设导致社区的瓦解，20 世纪 80 年代的便利店化导致家庭关系的淡化。在 1983 年上映的日本电影《家族游戏》中，导演森田芳光通过家庭就餐画面让观众感到震惊。森田导演通过家庭成员排列在一起的餐桌布局展示了家庭关系的淡化。此外，20 世纪 90 年代的手机普及使各种关系变得空洞。由于新移民没有地缘关系，引发了对游乐设施的拆除和学校操场的关闭，孩子们外出玩耍的机会减少，社区中弥漫着不信任感，与父母以外的人的交往也逐渐减少。因此，他们只剩下与家长、教师、网络和朋友之间薄弱的关系。不仅限于日本，无论贫富差距如何，人们穿着相似的服装，玩着手机，弱者之间的团结变得困难，彼此都不愿被视为弱者，这导致了争相攀比的情况发生。[8]

负责未来导向和自省的前额叶皮质，在 12 岁时经历了网络重新构建的阶段，这种重组一直持续到 30 岁。中学生、高中生和大学生必须在大脑未成熟的情况下找到自己在社会变革中的位置，即使剔除社会变化，他们也容易出现心理问题。不仅是青少年自身，整个社会包括父母和老师都应该共同认识到这一点，直到约 30 岁之前，社会适应性问题可能会出现，并且这并不是异常情况，从前额叶皮质的未成熟角度来看，放弃固有的观念（比如"脱离轨道"）是合理的。

从这种观点出发，我们需要考虑到当前初中教育存在 11%~12% 的青少年不适应的情况，因此需要与传统的高中和一贯制学校不同的多元化学校和校外教育系统。此外，预计那些在初中教育不适应的青少年，在前额叶皮质成熟后（25~30 岁）将有望通过继续教育机会，如职业学校、专科大学、研究生院等进行"再学习"。再教育原本是产业界提出的，为的是满足技术革新对职业能力更新的需求。但也可被视为从"人类发展与教育"视角下的学习再教育。日本的教育行政部门正在策划将教育多元化，覆盖从 25 岁到中老年人群，但根据文部科学省（2018 年）的数据，就读于本科的 25 岁及以上人群的占比为 0.58%。与拥有最高占比的瑞典的 31.94% 相比（OECDStat，2018 年），日本的再教育进展明显滞后。

如何在课堂教学和财政分配方面应对学生心理问题？

尽管从 1978 年开始，日本的高中学习指导大纲中关于精神疾病的描述已经消失，但考虑到中学生和高中生心理问题的增加，这一描述于 2022 年重新出现，这中间时隔约 40 年。一项研究对 161 名参加精神分裂症家庭协会的家长进行了调查，发现 16 岁学生的症状最为突出，占 17%。症状出现的年龄集中在 12 岁至 15 岁之间，这与前额叶皮质突触修剪和网络重组时期完全吻合。健康教育学者佐佐木指出："很多学生在高中入学前就开始发病。精神疾病会严重影响友谊和升学。学生应该从小学高年级和中学开始接受相关症状和病程知识的教育，从而能够及早发现自己和朋友的不适，并能够寻求帮助"。[9]

精神疾病是由于大脑功能变化导致情绪和行为出现明显偏差的状态。目前，精神疾病已经成为与癌症和脑卒中等齐名的五大疾病之一。精神分裂症、抑郁症、焦虑障碍、进食障碍、认知障碍等精神疾病的患者数量呈上升趋势，根据 2017 年日本厚生劳动省的报告，约有 419 万人受到影响，其中 24 岁以下的患者约为 390 万人。抑郁症是女高中生自杀的主要原因，在男高中生自杀原因中排名第三。

根据佐佐木所说，自 1978 年起，学习指导要领中关于精神疾病的描述就被视为是"宽松教育"中要删除的内容之一，直到 2022 年才重新引入。然而，早前的学习内容受到 1948 年颁布的《优生保护法》的影响，其对精神疾病的态度是"精神疾病是危险的"（《优生保护法》在 1996 年改为《母体保护法》，删除了涉及对残疾者的歧视的描述）。相比之下，现今高中的卫生健康教育学习内容已经与 1978 年以前的相比有了显著变化。在现今的课程中，我们谈论到了精神分裂症和抑郁症等，教育学生：①谁都有可能患上精神疾病；②五个人中就有一个人会经历；③年轻人，特别是十几岁的人更容易患病；④预防、早期发现和早期治疗至关重要；⑤早期的适当治疗有助于提高康复的可能性，并且敦促不要成为偏见和歧视的对象。

另外，在日本的义务教育中，小学五年级只学习了对抗焦虑和烦恼的方法，初中一年级则学习了应对压力的方法。此外，小学和初中存在的问题是教师的知识不足。一项根据对日本250所小学和初中的398名教师进行的有关精神疾病处理的调查显示，70%的教师表示由于知识不足等原因，只能"有点担心"或"只能传达一些信息"。[9]然而，不仅小学和初中的教师知识不足，而且中学和高中的保健体育教师也只更多地关注体育俱乐部的活动。我们希望能够有更多的保健教师参与精神健康课程的教学。

此外，教育经济学者贞广斎子[10]提出，为了确保所有孩子都能获得教育，有必要重新审视面向学校的财政分配。日本的基础和中等教育一直是以年级制为前提，在相同的时间和相同的方式下进行的集体教学。然而，到2021年，义务教育阶段就有超过24万名因各种原因不上学或无法上学的孩子。这一数据揭示了无法适应学校的孩子不仅是个别情况，而是超出了一般水平，这表明当前的学校制度和儿童发展过程中存在矛盾。

因此，贞广斎子提出了支持满足多样化儿童需求的财政分配建议，并强调了以下两点：①重新考虑平等条件的原则，或者将适用范围限制在一定范围内；②在与①相关联的同时，考虑除义务教育之外的多样化教育需求。提出这一方案的第一个观点是，从青少年到成年社会的学校系统需要采取一种策略，即在保持均等财政分配的同时要结合额外的分配。额外的分配包括应给予未完成义务教育和不上学的儿童以及低收入家庭的支持。额外分配包括应给予未完成义务教育和不上学的儿童以及低收入家庭的支持。第二个观点是，如果存在严重的需求，比如因欺凌而导致的不上学，那么应该考虑部分支持多样化学习场所的财政分配。

例如，在美国的某些条件下，家庭学习被视为义务教育的一种形式。家庭学校不仅包括接受教育服务但不在学校注册的"退出型家庭学校"，还包括"扩展型家庭学校"。这种学习场所主要在家庭进行，但允许双重注册或兼读——既在家庭学校也在公立学校注册。具体来说，他们可以参加学校的部分课程或课外活动，也可以接受公立学校提供的远程教育。换句话说，他们并非完全脱离学校，而是在保持与现有系统的联系的同时，满足各种需求。然而，即便如此，评估学习进度和方法仍然是一个挑战。我们需要加强教师配置和远程教育基础设施等人力和物质条件，探索新的义务教育模式。

过重劳动导致教师的精神疾病增加

随着儿童精神疾病的增加，教师精神疾病的情况也变得严重。根据日本文部科学省 2021 年的调查，由于"心理疾病"原因，公立小学、中学、高中和特殊支援学校的教职员工在 2020 年度休假达到了 5180 人，连续四年超过了 5000 人。由于精神疾病而请假或者因病而休假一个月以上的教师中，年龄在 20 ~ 29

岁的人数达到了 2140 人，首次超过了 2000 人。这些休假教师占教师总数的 1.43%，高于其他年龄段。[11]

这种教师精神疾病的频发主要是由于长时间的工作。许多教师在休息日也要指导课外活动。此外，随着数字化的迅速发展，中年人对新设备及其操作不熟悉，因此 20 多岁的年轻教师承受了这种压力。加之日本战后婴儿潮一代大量退休，这些年轻教师失去了本应从前辈那里学习教学理念和班级管理的机会。通常即使很忙，但只要工作内容令人满意，精神疾病也不太可能发生。但由于教材研究和课堂准备不足，许多教师往往在准备不充分的情况下上课，导致忽视了教师的职责。结果，理想与现实之间的差距变得太大，许多教师无法承受这些心理压力。

教师长时间工作的一个主要原因是教师短缺。这意味着在迎接新学期时，由于缺少教师，一些班级没有分配到负责教学的教师，而且令人吃惊的是，文部科学省甚至没有掌握这一实际数据。专攻教育学的佐久间亚纪念和前教师岛崎直人从教师短缺给教师工作改革和学校教学过程带来重大影响的问题意识出发，在文部科学省之前进行了有关教师短缺的调查。[12]佐久间和岛崎处理的教师短缺情况包括：①正式教师短缺；②无法安排全职临时教师来补充短缺的正式教师；③即使扩大短缺教师的补充范围到非全职讲师也无法解决教师短缺的问题。调查对象是拥有约 500 所公立中小学的日本某县[⊖]。他们调查了截至 2021 年 5 月 1 日的教师短缺情况，涵盖了该县所有教育办事处。

㊀ 日本的"县"相当于中国的"省"。——译者注

该结果显示，正式教师短缺的人数达到了令人震惊的 1971人，并被称为"第一次短缺"。短缺的原因包括：①县教育委员会分配给学校的正式教师数量本来就不足，缺少 1232 人；②因正式教师休产假而导致缺少 703 人；③如前所述，正式教师因病休假而缺少 36 人。为了弥补这种"第一次短缺"，市镇教育委员会与县教育委员会合作，找到了 1821 名全职临时教师，但仍有 150 人短缺。这种安排临时教师也无法解决的情况被称为"第二次短缺"。为了弥补"第二次短缺"，市镇教育委员会找到了 122 名非全职讲师，但仍有 28 人短缺。这种安排非全职讲师也无法解决的情况被称为"第三次短缺"。一旦陷入这种情况，校长将接管课堂，并增加每位教师的教学任务。如果"第三次短缺"的问题无法得到解决，那么这种情况被称为"第四次短缺"，但该县还未达到此阶段。如果出现"第四次短缺"，学校在新学期将无法制定负责班级的教师名单，学生只能自习。而如果在中学，缺席的课程将被推迟。

在佐久间和岛崎发布调查结果后的两个多月，文部科学省公布了 2021 年 4 月开学时日本公立学校的教师短缺情况。据报道，空缺人数为 2558 人；存在教师短缺情况的学校有 1897 所，占全国所有学校的 5.8%（见表 10-1）。造成这一情况的原因与佐久间和岛崎的调查结果相似，尽管请产假和育婴假的教师人数增加了，但学校却无法招募到临时教师来代替。[13]在这一时点，临时教师的占比分别为小学 11.06%、中学 10.90%、高中6.95%、特殊学校 16.92%。如果加上其他非全职讲师，占比将分别达到小学 16.56%、中学 17.74%、高中 18.68%、特殊学校 22.36%，总体达到 17.82%，公立学校的非正式教师占比已经达到了 5 ~ 6 名教师中就有 1 人的程度。[14]然而，这项调查仅涵盖了全国 68 个担负教师聘用任务的都道府县⊖和政令指定都市的教育委员会等情况，市镇自行安排的教师数量及其不足并未纳入调查范围。也就是说，日本相关部门对教师短缺的整体情况尚未完全掌握。

表 10-1　来自日本 47 个都道府县和政令指定都市
68 个团体的教师短缺人数

	教师短缺数量		存在教师短缺的学校数量	
	实际数量（人）	百分比（%）	实际数量（人）	百分比（%）
小学	1218	0.32	937	4.9
初中	868	0.40	649	7.0
高中	217	0.14	169	4.8
特殊学校	255	0.32	142	13.1
合计	2558	0.31	1897	5.8

注：1. 本表数据来自《日本经济新闻》，2022 年。
　　2. 数据截至 2021 年度开学时点，百分比数据表示占总体的比率。

造成这种异常情况的原因可追溯到 2004 年至 2006 年间小泉纯一郎内阁的"三位一体改革"。这一改革将国库补助负担金改

⊖　都道府县是日本的行政区划单位，类似于其他国家的州或省。都
　　指大城市，如东京（都内）和京都（京都府）。道指北海道，府
　　指大阪府，县指其他的行政区域，相当于其他国家的省或者地
　　区，如广岛县等。——译者注

革、财源移交、地方交付税的调整作为一个整体进行，其中"约 4 万亿日元的国库补助负担金的取消和削减"被确定为方针，义务教育费国库负担金成为其中的目标。在此之前，日本公立学校教师的薪酬由国家和地方自治体各分担一半，但国家的负担被减少到三分之一。其余的三分之二应由地方交付税和税源移交来支付，但实际上这些资金来源并未得到保障，各地方的教育资金变得紧张。结果，许多地方开始增加非正式教师的比例。此外，2004 年引入的"总额裁量制"制度导致了教师薪资的削减。总额裁量制是指国家在不超过支付总额的情况下，各都道府县和政令指定都市可以自由确定薪资和教师人数。同年，日本国立学校基准制度也被废除。以前，公立学校教师的薪资按照国立学校教师的标准确定，各自治体没有变化，但各自治体可以自由设定教师的薪资。结果，许多自治体削减了教师薪资和正式教师人数，利用节省下来的资金增加了（非正式）教师人数，设立了小班制或特殊支援班，并增加了非正式教师的数量。

另外，特殊支援班的学生人数从 2011 年的约 15 万人增加到 2021 年的约 32 万人，特殊支援班的数量也随之增加，这加剧了教师短缺问题。特殊支援班学生人数的增加是由于社会环境和家庭环境导致的情绪不稳定的儿童增加，以及过于容易被诊断为发育障碍，或者在普通班级中没有得到有效指导和支持而被转入特殊支援班的案例增加。例如，有报告称，在三年级的班级中出现了班级崩溃的情况，班主任建议 8 名学生的父母去医院咨询，但随着年级升级换了班主任后，这些学生并没有出现问题。[14]

教师不足问题是由于引入了义务教育费国库负担制度的总额裁量制，导致地方自治体削减了教师数量和薪资，并且正规教师的减少过于严重。要解决这个问题，国家需要增加教师编制，让地方自治体能够在财政上长期规划教师需求。

此外，日本国立师范类的单科大学和院系因财政改革而缩减，教育部门将教师培训的重心转移到了私立大学。然而，国家必须意识到，尽管根据市场原理，必须培养一定数量的教师，但有些地区和学科如果不培养足够数量的教师，将无法保证教师的供给。为了在小学和中学教学，教师需要广泛的知识和技能，他们必须在有限的课程数量内传授多样化的教育内容，并有效地促进学习。教师本质上是在影响儿童的神经回路形成，因此必须有专业的身份保障。因此，教师职业本应是正规的，非正规雇佣只是一种异常情况，不应该是受经济状况影响而进行调整的职业。

仅从教师短缺问题来看，日本公立学校的教师劳动环境的恶化导致了孩子学习环境的恶化，教师和孩子的心理疾病也在增加。对于孩子来说，心理问题在教育环境恶化的基础上加上大脑未成熟因素会更加严重，留下的后果不言而喻。

主题6

贫困和社会阶层对大脑有何影响？

20世纪的教育社会学调查指出，经济贫困和社会阶层深刻影响着学业成绩和升学。[15,16]近年来，通过脑成像技术，也有研究报告了贫困和社会阶层对大脑发育的影响。我们首先来概述一下贫困和社会阶层对学业成绩和升学的影响。

1957 年，三宅和夫[15]将三所小学的儿童根据家长的社会阶层（靠基本工资生活的人、常年雇员、临时工）分为三组，并研究了每个家庭背景的孩子在班级中的地位。根据父母的职业不同，孩子被选为其他孩子的朋友的可能性也不同。另外，1954 年，笼山京[15]为了了解贫困与儿童的身体、智力和学业之间的关系，将小学生分为无法支付家长会费的儿童（贫困）、领取生活保障的儿童（保护）、其他儿童（普通），并调查了这三组儿童的身体状况、智力和成绩之间的关系。该结果显示，这些儿童的身体状况并未受经济状况差异的影响，但智力测试和学业成绩显示出家庭背景差异，普通家庭背景的儿童成绩最高。

1971 年，英国教育社会学者凯迪（Keddie）[15]在综合制中学中调查了教师如何评估学生的能力，以及据此评估教师的教学方法如何不同。该研究结果显示，教师所理想化的学生形象符合英国中产阶级的价值观和行为方式，教师将学生的言行和成绩与其阶级背景联系起来理解。根据这一观察，在基于学习能力分层编组的环境中，被划分到较低水平班级的劳工阶级学生会根据教师的低期望和低教学内容选择未来的道路。

在这样的背景下，1966 年，科尔曼（Coleman）[15]指出，比起教育投入的资金、设施、教师素质和课程等教育环境，学生的学业成绩受到的限制更多地来自社会背景，如种族、阶级等。同样在 1972 年，詹克斯（Jencks）[15]也通过大规模的调查指出，即使每个人都有同样数量的教育机会，社会不平等的缩小也仅仅是微乎其微的。即使完全忽视遗传的影响，我们也会发现不同家庭背景的孩子之间存在着不平等的智力测试分数。因此，詹克斯表明，即使教育机会是平等的，孩子的能力也已经受到其社会背景的严重影响。

2019 年出版的布雷迪·美佳子（Brady Mikako）的《我是黄色的、白色的，有点蓝色的》[17]一书，描述了当年英国学校的不平等。一位孩子就读于"底层公立中学"，他参加了学校之间的游泳比赛。当他的母亲去为他加油时，她发现这一侧的游泳池边挤满了父母，而另一侧却空无一人。这让她感到奇怪。然后，她惊讶地发现，这一侧是公立学校的座位，而另一侧则是私立学校的座位。此外，比赛开始后，两所学校的选手之间在游泳装备和技能上均存在显著差异，这证实了家庭收入差距不仅影响学业成绩，还影响游泳成绩。然而，她的儿子所就读的"底层公立中学"在"戏剧"科目上取得了教育上的成功，并在公立中学排名中名列前茅。通过这门学科，学生们能够利用语言重现角色和经历，从而提高了沟通能力和学术水平。

这本畅销书给人的阅读感觉是何等清新。由于英国比日本更明显地呈现出阶层分化，因此读者并不将英国视为理想社会。书中描写了中学生在移民问题和性别认同问题上的挣扎，而且清楚地表达了他们日复一日地为此奋斗，这让日本的成年读者感到惊讶和感动。

回头看看日本，人们指出，进入以东京大学为首的名校的学生，主要来自特定社会阶层，这已形成了一种垄断状态。比如，一项始于 1971 年且跨度长达 20 年的研究对东京大学学生的父母职业构成进行了调查。结果发现，医生、律师、大学教授等职业，以及大型企业和政府管理层、中小企业的企业主等上层非手工劳动阶层的子女占了这 20 年来的学生的七成以上。苅谷刚彦[15]指出，能够进入东京大学的原因不仅仅是学生的家庭负担得起高昂的教育费用，还包括与上层非手工劳动阶层有关的因素。这个问题再次引发关注。

到了 1995 年，贫困问题似乎已经从教育问题的中心被边缘化了，但是经过了四分之一个世纪，学校里的成功机会仍然与社会阶层密切相关，这种不平等并没有改变，相反，贫困再次成为教育的主要问题。在 20 世纪，教育社会学的研究确立了学业成绩与社会阶层之间的关系，而进入 21 世纪以来，人们开始探索大脑发育与社会地位之间的关系。贫困人群比富裕人群更不健康，他们无法获得充分的医疗照顾，往往早亡。有研究表明，成长于贫困环境中会对大脑发育产生持续性的严重影响，对成年后的心理健康和身体健康都会产生影响。这些研究表明社会经济地位与某些脑结构和功能之间存在相关性。例如，贫困家庭的孩子海马灰质的体积较小，杏仁核和前额叶皮质的活动也存在差异。[18]这些特征被认为与海马的认知记忆和前额叶皮质对杏仁核的情感抑制等方面的缺失有关。

回顾资本主义的历史，自 18 世纪的工业革命确立了资本主义体系后，资本主义开始在世界范围内蔓延，但在 20 世纪 30 年代的大萧条中面临危机。当时，"大政府"通过创造需求、刺激经济的方式渡过难关。然而，到了 20 世纪 70 年代，政府膨胀等制度疲劳问题严重，新自由主义改革，即以英国、美国的政策为代表的"小政府"思潮开始盛行。随后，2008 年的次贷危机和自 2020 年以来的新冠疫情导致人们再次期望"大政府"。资本主义一直通过"大政府"和"小政府"的平衡来维持，但当前，不平等和全球变暖危机日益加剧，资本主义的负面面貌显现出来，人们开始质疑资本主义是否能够作为一个人们可以自主决定生活的体系而存续下去。

在日本，与英国、美国的"小政府"政策相呼应，自 1986 年国铁私有化开始，邮政私有化、国立大学改为法人，以及国立医院和卫生所的减少等公共机构的解体和削减举措层出不穷，尤其是地方，情况堪称惨状。新自由主义的实施使公共领域被私有化，随之而来的是工资降低、不稳定的雇佣增加，同时分化了社会阶层，形成了"新身份制度"。[19] 2021 年，诺贝尔经济学奖得主迪顿（Deaton）[20] 关注到了美国拥有白人劳动阶级身份的自杀人数在增加，尤其是在新冠疫情期间，他警告了学历差异对寿命和生活满意度的影响。自 20 世纪 90 年代以来，未持有学士学位的人的死亡率因药物、自杀和酒精性肝病而上升，迪顿将这种自杀称为"绝望性死亡"。美国的产业结构从制造业向服务业转变，劳工联合组织的衰退导致了地区社区的崩溃以及工资和劳动条件的恶化，这些都加剧了低学历者的绝望性死亡。

过去，查理·卓别林的电影《摩登时代》（导演为查理·卓别林，1936 年）曾代表了经历了大萧条后艰苦生活的美国人，并对美国的文明和社会进行了犀利的批判。主人公查理在钢铁厂工作，不断地用扳手拧紧传送带上的螺母，这种简单的作业被监控电视所监视，最终查理变得精神错乱。查理对成为庞大组织的一部分表示拒绝。另外，村田沙耶香[21]通过便利店员工揭示了现代人心灵深处的黑暗。她的小说《便利店人生》（2016年）描述了一个在便利店工作了 18 年的主人公。这名主人公在便利店这个"整体"中找到了生活的舒适，并且完全融入便利店的规则，忠诚地工作。与《摩登时代》中的查理形成鲜明对比，《便利店人生》的主人公适应成为组织的一部分，甚至感到快乐。村田通过便利店这一社会装置放大了现代社会中人与社会、人与人、人与自我的关系的黑暗面，同时也展示了普通人生活的程式化趋势。

为了改善这种状况，迪顿提出了从富裕阶层重新分配财富到贫困阶层，以及重建面对面关系的建议。这个建议看似理所当然，但实际上并不容易执行。与此同时，在巴塞罗那、巴黎和阿姆斯特丹，人们不再像以前那样把水道、铁路、电力等交给国家来管理，而是通过市民参与的方式重新实行了公共化，这种模式正在萌芽。[22]与依靠社会基础不同，教育中的贫困问题需要通过增强制度资本来纠正，这是社会共同资本中的一个方面。[23]由于感官刺激和依恋对大脑的适当发育至关重要，因此人们必须通过各种公共教育干预来打破贫困的恶性循环，并实施策略以尽量减少幼儿和青少年时期的忽视和虐待的影响。

从社会保障的角度看待贫困问题的岩田正美[24]主张解散被称为最后安全网的生活保障制度，并重新审视整个社会保障体系，使其更为精细。目前日本的生活保障制度于 1950 年制定，分为生活援助、住房援助、教育援助、医疗援助、护理援助、生育援助、生计援助、丧葬援助这八种援助，表面上提供了细致的生活支持。岩田认为应该将医疗和教育等服务从整体改为部分利用以满足个体的需求。例如，在义务教育方面的教育援助中，国家应该扩大"就学援助"制度，为经济拮据的家庭提供学习用品等支持，覆盖范围应该略高于当前的生活保障标准。对于容易陷入贫困的单亲家庭，国家应该调整丧亲家庭基础年金，并建立新的"单亲家庭等基础年金"，将儿童抚养津贴纳入其中。

第 11 章
促进儿童自立和学习的依恋关系

孩子的大脑究竟会如何受到抚养者的爱与虐待的影响呢？婴幼儿更喜欢与抚养者的温柔的身体接触。比起进食，这种接触可以稳定情绪，促进认知和学习。这就是所谓的"依恋理论"。相反，抚养者对孩子的虐待会在不同的时间段造成孩子的大脑不同区域的严重损伤。本章将探讨依恋和虐待对孩子大脑的对比影响，并介绍与之相应的情感神经回路。

亲子的触摸促进自立和学习

有这样一个故事，它展示了亲子之间的情感纽带对人类成长至关重要的事实。当我们阅读"喜剧之王"查理·卓别林的自传[1]时，我们发现他于 1889 年出生在伦敦的贫民窟，是母亲与第三任丈夫的孩子。他的父亲在他 5 岁时去世，母亲因生活艰辛而心理受到影响，当然他也无法上学。在一个寒冷的雪夜，慈善机构教会的钟声敲响，这表示教会要发放慈善汤了。母亲躺在床上，喊道："快去拿点汤来。拿个大锅回来。"卓别林由于没有鞋子，便光着脚跑出去取汤。这时，心理受到影响的母亲怒气冲冲地喊道："冷成这样了，为什么不穿上我的鞋子去。这个傻瓜!"正是在这个时候，卓别林感受到了母爱，于是一辈子都以宽松的鞋子为标志。这个故事表明了母爱对一个人的成长有着强大的影响力。

亲子之情对于人的成长至关重要，这是毋庸置疑的，但精神科医生鲍尔比（Bowlby）深入研究了抚养者和孩子之间的关系，从身体接触的角度探究了其生物学上的影响。他指出，与他人的身体接触对于人类的认知和人际关系的发展至关重要，并建立了"依恋理论"。[2]

1958 年，鲍尔比深受同时代的哈罗夫夫妇的研究影响，哈罗夫夫妇进行了一项有关猴子的"代理母猴"的实验。早期与母亲分离的猴子被提供了两种"代理母猴"，一种是用铁丝制成、装有奶瓶的"代理母猴"，另一种是没有奶瓶但用软布包裹、保持体温的"代理母猴"。猴子始终偏爱软布制的"代理母猴"。它们在饿了的时候会去找铁丝制成的"代理母猴"吸奶，但随后会立即回到软布制成的"代理母猴"那里。当时的精神分析学认为，孩子会信任给予他食物的人，但哈罗夫夫妇实验表明，温暖的身体接触对孩子来说比进食更具优先权。

受到哈罗夫夫妇实验启发的鲍尔比的依恋理论，从字面意义上来看，是基于动物和人类儿童与养育者形成依恋，即倾向于身体接触的行为特征。当儿童遇到危机时，他们会依偎在养育者身边，并通过接触来保持生存。鲍尔比将这一原理扩展到了心理活动上。儿童在察觉到危险时，会出现恐惧或焦虑的情绪反应。情绪反应发生在杏仁核，通过终纹传递到下丘脑，引发自主神经反应（见图 10 - 2）。换句话说，心率会增加，瞳孔会扩大。此时，会有一种控制机制使生理反应保持在一定范围内。未成熟的婴幼儿会依偎在养育者身边，试图通过身体接触来调节情绪变化。依恋可能是生物进化中获得的生存策略之一。

依恋理论促进了认知学习的实验结果也已经被报道。在一项实验条件下，实验者触摸半岁以上的婴儿的身体，并说出新颖的词语 A。在另一个条件下，实验者没有触摸婴儿的身体，而是说出另一个新颖的词语 B。接着，实验者播放词语 A 和词语 B 的录音，并记录婴儿的脑电波。结果显示，婴儿的大脑对"在触摸的情况下"听到的词语 A 的活动比"没有触摸的情况下"听到的词语 B 更加活跃。而且，那些在被触摸时展现出更多微笑的婴儿，在听到这些词语时表现出更强烈的脑活动。[2] 这表明，与他人的身体接触经验对婴幼儿时期的认知发展产生了影响。

此外，依恋不仅意味着特殊的婴幼儿期人际关系，而且在孩子独立后且不再需要养育者的保护时仍具有重要意义。孩子在得到养育者的保护的同时逐渐脱离这种保护，并且适应新的环境。依恋理论的要点在于，身体接触不仅可以稳定身心，而且可以帮助孩子在成长过程中逐渐学会独立。

根据最近的人类学和社会学研究，人们发现在非洲和南美的狩猎采集社会中，依恋并不仅局限于母子关系，而是以多人共同参与养育的形式存在。约 20 人参与儿童的养育，而儿童表现出依恋的对象通常包括母亲在内的 5 ~ 6 人。[2]因此，通过进一步扩展鲍尔比的依恋理论，我们可以认为人们在养育孩子时不仅仅依赖于血缘关系，还包括所属群体中的多个成员，甚至包括非血缘关系的人共同参与。他们与多个人建立依恋关系，并将这些多样的经验整合起来以实现社会适应。直到20 世纪60 年代前期，日本也普遍存在三代同堂的家庭，邻里间相互帮助抚养孩子也是常见的。然而，如今不仅是城市，甚至农村也几乎看不到这样的养育场景，社区教育力量的下降已经成为长期存在的问题。

皮肤接触的本质——细小的触觉神经纤维与岛叶皮质

当孩子受伤时，人们会说"疼痛，疼痛，飞走吧"，并触摸受伤的地方，这种行为在生理学上有减轻疼痛的效果。换句话说，当婴儿被以每秒 2 ~ 3 厘米的速度抚摸时，他们对于像注射这样的剧烈疼痛的脑反应减少。此外，当 9 个月大的婴儿被以每秒 3 ~ 10 厘米的速度抚摸时，心率会变得稳定。

这种依恋的生理学机制涉及细小的末梢神经（C 纤维），每秒 3 ~ 10 厘米的轻轻抚摸可激活这些神经。当他人以这种方式抚摸你的身体时，你体内的 C 纤维会被激活，其信号传递到岛叶皮质后部，引发愉悦感。岛叶皮质是大脑外侧沟末端的皮质，呈倒三角形，被从三个方向覆盖，根据其发育来源分为额叶岛盖、顶叶岛盖和颞叶岛盖。

首先，我们从末梢神经的分类（见表 11 – 1）开始解释。根据末梢神经的直径大小，我们可将其分为 A、B、C 三类。A 纤维被髓鞘包裹，信号传导速度较快。A 纤维进一步分为几种类型，每种类型具有不同的功能。Aα 纤维传递来自肌肉、关节和肌腱感觉器官的信号，形成身体形象（参见第 1 章）。Aβ 纤维传递皮肤感受器的信号，使细微的触觉得以辨别。Aδ 纤维略细，髓鞘也较薄，信号传导速度比 Aα 纤维和 Aβ 纤维慢，传达剧烈的疼痛、危险的灼热感和寒冷感。Aα 纤维的信号传导速度约为 400 公里/小时，Aβ 纤维的信号传导速度约为 240 公里/小时。人们在使用工具进行工作时需要快速传递信号的纤维参与，以便迅速地对工具、物体的形状、质感、振动等变化做出反应。

表 11-1　哺乳动物神经纤维类型[3]

神经纤维的类型		功能	纤维直径（微米）	传导速度（米/秒）
A	α	传递本体感知、躯体运动信号	12 ~ 20	70 ~ 120
	β	传递触感、压力感信号	5 ~ 12	30 ~ 70
	γ	调节肌梭活动，进行肌肉运动控制	3 ~ 6	15 ~ 30
	δ	传递痛感、冷热感、触感信号	2 ~ 5	12 ~ 30
B		节前神经纤维（交感神经）	< 3	3 ~ 15
C	脊神经后根	传递痛感、各种反射信号，执行节后神经纤维的功能	0.4 ~ 1.2 0.3 ~ 1.3	0.5 ~ 2 0.7 ~ 2.3

C 纤维没有被髓鞘包裹，因此传导速度较慢，大约时速为 3.2 公里。传统上，C 纤维被认为是传递疼痛、温度和炎症的通道，在牙科诊所进行的局部麻醉会阻断 C 纤维。研究人员最近发现，C 纤维能够花费时间整合信息以判断某种触觉的情感色彩，因此被称为 "C 触觉纤维"。由于这一发现，C 触觉纤维

被认为是一种专门用于人与人之间的触摸互动的爱抚传感器，这引起了人们的关注。[4] C 触觉纤维的末梢只存在于有毛发的皮肤上，末梢环绕着毛囊，并对毛发的运动做出反应。当毛发移动时，不仅 C 触觉纤维会传递信号，A 纤维也会，因此长期以来 C 触觉纤维的作用很难被识别出。

然而，随着一些丧失 Aα 纤维和 Aβ 纤维（急性感觉神经细胞障碍）但 C 纤维仍然完好的病例出现，这一谜团终于得以揭开。在 20 世纪 80 年代初，一位 32 岁的患者失去了触觉。他的认知和情感没有问题，并且骨骼肌的收缩也正常。由于 C 纤维仍然存在，因此疼痛和温度感觉正常。然而，由于失去了 Aα 纤维和 Aβ 纤维，他必须通过视觉确认手脚的位置。结果，他的动作变得缓慢，身体各部分的协调不够，因此需要使用轮椅移动。经过长期的物理治疗，他最终能够独立生活，到 2015 年，已经 65 岁的他在加拿大魁北克的家中生活。[4]

医生经过对该患者的多次检查后发现，最初似乎所有的触觉都消失了，但当用柔软的笔或指尖轻轻抚摸其前臂有毛发的皮肤时，他报告说感到了一种"模糊的愉悦感"。虽然没有感觉到疼痛、温度、痒（或者酥痒）的感觉，但只要集中注意力，他能够感觉到被触摸的确切部位，尽管无法分辨到底是哪条手臂被触摸。最重要的是，即使轻轻抚摸手掌的无毛发皮肤，他也无法获得"模糊的愉悦感"。C 触觉纤维与有毛发皮肤相连，但与无毛发皮肤无关。这位患者在接受触觉刺激时没有情感反应，并且随着刺激的强度增加，他的神经系统对刺激的反应也没有加强。然而，当触摸速度较慢时，他能够感受到一种舒适的、不明确的轻柔触感。与此同时，据相关实践反馈，对健康人的前臂和大腿以各种速度进行抚摸时，最舒适的速度为每秒 3～10 厘米，这一范围与 C 触觉纤维最活跃的范围相符合。

　　此外，通过拍摄脑部影像，研究人员找到了处理两种不同触觉系统的皮质区域。当抚摸健康的人的前臂时，初级和次级躯体感觉皮质（处理来自 Aβ 纤维的信息）和岛叶皮质后部（处理来自 C 触觉纤维的触觉情感方面的信息）同时活跃。相反，当抚摸上述患者的前臂时，初级和次级躯体感觉皮质未活动，只有岛叶皮质活动。换句话说，C 触觉纤维连接到有毛发的皮肤上，将爱抚信息传递到岛叶皮质，从而产生了模糊的愉悦感，这有助于建立后天人际关系。因此，C 触觉纤维的功能在发展心理学中备受关注，因为它提供的社交信息对婴儿的情感发展至关重要，并且这种系列社交接触对于建立成年后的人际关系扮演着重要角色。从这个意义上讲，C 触觉纤维的功能成为依恋理论的生理基础。

　　这个发现是由北博滕（Norrbotten）的一位患者证实的，[4] 与 C 纤维仍然存在的患者相反，该患者的 Aα 纤维和 Aβ 纤维仍然存在，但 Aδ 纤维和 C 纤维已经消失。北博滕位于瑞典北部的极地圈内，一直以来就以近亲通婚多和无痛症的高遗传率而闻名。无痛症患者无法感受到疼痛，因此经常受伤。这种特质在北博滕人中经常遗传。研究人员对北博滕患者的前臂进行最佳速度的摩擦并扫描大脑时，发现岛叶皮质后部的活动并不明显。

　　触觉系统的两个通路在躯体感觉皮质和岛叶皮质之间相互交叉，彼此之间进行双向信息交换。这种相互作用意味着整个触觉系统都受到了社会背景的影响，可能在调节情绪和感情方面发挥作用。即使以相同的速度抚摸，但由于抚摸对象或者情境不同，感受也会截然不同。最近的研究发现，[4] 甚至初级躯体感觉皮质的活动程度也会受到抚摸对象的性别等社会因素的调节。

成为父母后，大脑会发生什么变化?

研究已经开始关注成为父母后大脑的变化。大多数早期研究都是针对动物进行的，但研究者通过脑成像技术已经观察到了人类在怀孕期间和分娩后大脑的变化。

刚出生的小鼠在饥饿时会发出低频的呼声，而在感到孤独时会发出高频的超声波声音。母鼠会逐渐学会对这些声音做出适当的回应。当母鼠第一次听到幼鼠的声音时，它的第一听区神经元会根据声音的高低做出反应，并适应于母鼠的适当行为。当幼鼠发出高频声音时，母鼠的第一听区神经元活动会增加，与幼鼠声音的频率相匹配。母鼠的第一听区神经元对幼鼠声音的反应甚至可以在仅闻到幼鼠的气味时也会增加。

研究人员在另一项动物实验中发现，成为母亲后，前额叶皮质、丘脑、下丘脑（合成母性激素的部位）、杏仁核（处理情感的部位）、大脑基底核的纹状体（与奖励和动机相关的部位）等结构会进行重塑，灰质的体积也会增加。其中一些变化与母亲对待孩子的态度密切相关，与亲子互动较多的母亲脑结构变化较大。这些变化会促使母亲表现出更多典型的母性行为，并提高它们想要照顾孩子的动机。[5]

　　一项纵向的脑成像研究表明，人类母亲在分娩后也会经历类似的大脑结构性变化。此外，研究人员通过观察人类母亲在分娩后一个月内对待孩子的态度，可以预测接下来几个月内灰质体积的增加程度。相反，患有产后抑郁症的新妈妈对孩子的哭声不太敏感，重要脑区之间的连接较差，前额叶皮质的兴奋性神经传递物质谷氨酸会增加。[5]

　　此外，随着父亲角色的经历被长期追踪，父亲的大脑也呈现出类大脑似于母亲的变化。孩子出生后的前四个月对于父子关系至关重要。父亲大脑中的前额叶皮质外侧和内侧部、丘脑、下丘脑、杏仁核、纹状体的灰质体积增加；相反，前额叶皮质腹侧部（眶部）、扣带回、岛叶的体积减少。这些变化很可能与父亲特有的行为和态度变化相关，但父亲的特有行为与大脑区域的对应关系尚未完全阐明。[5]

　　与依恋相关的激素之一是催产素。催产素在下丘脑合成并释放到脑垂体后叶进入血液。传统上，催产素被认为能促进母乳分泌和子宫收缩，但近年来，催产素被称为"幸福"激素或"爱情"激素等，其积极作用受到关注。

　　催产素的增加是通过身体接触实现的。分娩后，母亲的血液中催产素水平会下降，但通过抱婴儿、哺乳和温柔的触摸可以再次提高催产素水平。研究表明，催产素水平较高的母亲更容易长时间注视婴儿，与婴儿的身体接触频率更高，并积极参与育儿。这种行为特征不仅限于母亲，育儿中的父亲也表现出类似的行为。体内催产素浓度较高的父亲更积极参与育儿。值得注意的是，育儿期间夫妇之间的催产素水平相似，并且父母的催产素水平越高，婴儿的催产素水平也越高，这似乎表明催产素成为三者之间爱的表达方式。[2]

虐待对儿童大脑产生什么影响？

亲子之爱对大脑的发育有着重要影响，那么被养育者虐待的孩子的大脑又会有何变化呢？以友田明美[6]为中心的研究团队调查了在童年时期经历了躯体虐待、心理虐待、性虐待、忽视（抛弃式养育）以及依恋障碍的人的大脑会受到何种影响。结果显示，经历这些养育方式的年龄不同，受损的大脑区域也不同。

图 11-1 展示了受性虐待者的海马体、胼胝体、前额叶皮质容积收缩比例与受虐待年龄之间的关系。参与认知记忆的海马体在孩子 3~5 岁遭受性虐待时显示出最严重的萎缩。负责两半球信息交换的胼胝体在孩子 9~10 岁遭受虐待时大幅度萎缩。涉及工作记忆和决策的前额叶皮质在孩子 14~16 岁遭受虐待时也出现了显著的萎缩。这些结果表明，在每个大脑区域的敏感期内遭受不适当的经历会导致该区域萎缩。

此外，友田等人[6]的研究小组还调查了被诊断为依恋障碍的 10~15 岁患者的脑容积。结果显示，患有依恋障碍的人与正常发育的人相比，左半球的初级视觉皮质容积减少了 20% 以上，这个数字令人震惊。这一结果表明，在视觉区敏感期（婴幼儿期）经历了依恋缺失可能会以这种方式表现出来。

另外，一些针对患有依恋障碍的儿童进行的研究显示，他们的大脑中负责奖赏系统之一的纹状体的活动也较为弱。纹状体活动不足会导致即使获得了奖赏也难以感受到愉悦或舒适感。

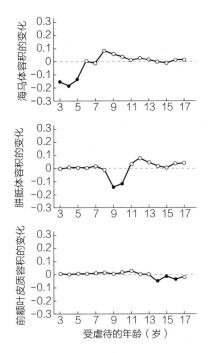

图 11-1　不同年龄遭受虐待导致的海马体、胼胝体和前额叶皮质容积的变化[6]

　　注：纵轴的容积变化是效应量（effect size），它表示特定年龄受虐待群
　　　　体脑部位容积平均值与在该特定年龄以外受虐待群体脑部位容积平
　　　　均值之间的差异，该差异以标准偏差为单位进行计算。

　　患有依恋障碍的儿童在普通刺激下无法感受到快乐，因此更容易沉溺于强烈的刺激，例如药物成瘾。纹状体活动受到最大影响的儿童大多在 1 岁左右遭受过虐待或忽视。在这个阶段，孩子们正在建立与养育者的依恋关系，纹状体负责感知与养育者身体接触带来的愉悦感与舒适感，也是纹状体发育的时期。

　　此外，研究大脑和肠道连接的迈尔（Mayer）等人[7]指出，幼儿期经历了包括粗糙育儿在内的逆境体验的孩子的大脑会对压力做出过度反应，这种编程会遗传给下一代，不仅会导致多种脑部疾病，还会引起消化系统的障碍。

研究人员对约 54000 名美国人进行研究后发现，幼儿期经历了虐待的人在成年后更容易出现健康问题，如心脏病发作、中风、哮喘和糖尿病。诸如父母虐待等童年经历会给孩子的大脑带来长期的不良影响，导致抑郁、焦虑等压力障碍，还会引发类似过敏性肠病综合征的消化系统疾病。

研究人员对 100 名在 18 岁之前经历过虐待、忽视、父母重病或去世、父母离异等逆境的健康成年人进行了脑影像学调查。结果显示，即使是那些没有表现出焦虑、抑郁或消化系统障碍等症状的健康者，他们的大脑结构以及负责评估周围危险和身体刺激意义的神经回路活动也发生了变化。换句话说，大脑会对童年时期经历的逆境做出反应并进行再连接，这种变化会贯穿一生。此外，已经有报告称这种逆境对大脑的再连接具有遗传性。例如，纳粹大屠杀幸存者的后代在成年后，即使自己没有经历过逆境，他们患上抑郁症、焦虑障碍、创伤后应激障碍（PTSD）等精神障碍的风险也较高。这一机制正如第 8 章中所述的表观遗传学，即粗糙的抚养方式会导致幼鼠细胞内的甲基胞嘧啶阻碍氨基酸的转录，从而影响表型的表达。[2]

遭受虐待的儿童提前进入青春期

考虑到遭受虐待、恐惧和不安的养育经历对未来大脑和心理发展的影响，我们还需考虑另一个重要观点：幼年时期遭受虐待或不安的养育会使孩子的童年时期缩短，从而提前进入青春期。[2]从进化生物学的角度来看，提前发育是一种生存策略，它优先考虑的是加速生殖功能，而不是个体的生存。相反，耗费更多时间在幼年时期的生存策略更侧重于个体的生存。人类采取了后者的策略，在漫长的幼年期里，受益于父母的保护而学习到了许多技能。

情感受到从前额叶皮质到杏仁核的神经通路的控制（见图 10 - 2）。前额叶皮质的髓鞘化通常需要在 25 岁到 30 岁完成，所以在幼年期，前额叶皮质对杏仁核的控制是不足的。

考虑到这样的神经通路，提前进入青春期意味着大脑对恐惧刺激的学习加速，这促进了杏仁核对恐惧刺激的反应，而且患有依恋障碍的儿童（5 ~ 16 岁）或在母亲患有抑郁症的环境中度过婴儿期的孩子（10 岁）的杏仁核容量比普通孩子要大。相反，据相关报道称，遭受包括忽视在内的虐待的儿童在 3 ~ 4 岁和 11 ~ 12 岁时杏仁核的容量较小。同样，经历包括忽视在内的虐待或在母亲患有抑郁症的环境中成长的儿童（3 ~ 12 岁）的海马体容量比普通孩子要小。[2]

对于与此类养育经历相关的杏仁核和海马体容积的生理学解释仍然不够充分。然而，杏仁核和海马体容积的增大或减小，很可能会导致行为异常。

此外，如果大脑对恐惧刺激的学习提前进行，幼年时期的恐惧经历记忆就不太容易消失。这是因为恐怖刺激早早地留在了记忆中枢——海马体中，从而促进了海马体的功能。作为对这一点的解剖学支持，值得注意的是，杏仁核和海马体是相邻的（见图 10 - 2）。而且，海马体接收来自杏仁核的输出，因此存在着一个神经回路，杏仁核中的恐惧刺激会通过这个神经回路传递到海马体，进而在海马体中形成记忆。[8]

养育者替代婴幼儿的前额叶皮质

婴幼儿常常会因为大人看来无关紧要的事情而感到恐惧或不安。比如，一个婴儿可能因为大人打喷嚏而吓哭。在这种情况下，依恋关系会借助养育者的身体来稳定婴儿的生理状态。对于成年人来说，当遇到恐惧或不安时，大脑杏仁核会被激活，而控制杏仁核活动的前额叶皮质也会同时被激活。对于未成熟的婴幼儿来说，他们可能会期待养育者来发挥前额叶皮质的作用。换句话说，养育者扮演了孩子前额叶皮质的角色。

然而，如果在婴幼儿期缺乏依恋关系，他们将不得不独自处理情感上的不稳定，尽管他们的情绪处理系统尚未成熟，但却无法依靠养育者的身体来稳定情绪。结果，他们的身心发展会提前，他们必须在没有养育者的支持下适应环境。这就是为什么在缺乏依恋的养育环境中成长的孩子会提前进入青春期。

当杏仁核的功能被过早激活时，即使前额叶皮质对杏仁核的控制尚未开启，前额叶皮质—杏仁核系统也会开始运作，这会导致功能和结构的不协调。结果，精神疾病的发生率会增加。这种过早的发育可能会导致某些阶段所需的能力缺失，就像早期教育一样，可能会带来一些风险。我们需要在漫长的幼儿期中通过养育者的身体，慢慢地培养前额叶皮质—杏仁核系统中的情绪调控回路，以便从青春期到成人阶段可以顺利成长。在没有养育者的帮助下，该系统成熟需要大约十年的时间。毕竟，前额叶皮质的髓鞘化在正常发育中会持续到 25 ~ 30 岁，甚至有些人会持续到 60 岁左右。

情绪引导理智、感情和意志

本章的主题是关于依恋是如何在情绪神经回路中发挥作用的。在本节和下节中，我们将详细阐述这一点。特别是，我们要思考情绪如何引导理智，以及情绪是如何受到社会背景的影响的。

当考虑人类的"心灵"时，许多先贤都假设了理智、感情和意志之间的相互作用。尤其对于日本人而言，幸运的是，夏目漱石在《草枕》[9] 的开头生动地表达了理智、感情和意志的相互作用。

> 发挥才智，则锋芒毕露；
> 凭借感情，则流于世俗；
> 坚持己见，则多方掣肘。
> 总之，人世难居。

如果能在生活中不被情绪左右，而是凭借理智来行事，乍看之下，我们似乎可以过上没有太多磕磕绊绊的幸福生活。虽然没有了喜怒哀乐，生活会显得索然无味，但即便如此，我们可能会少犯错、少走弯路。然而，精神科医生神谷美惠子[10] 指出，对于生活的意义，最坦率的是感情，生活的快乐常常会突然涌现，让人惊讶，即使是理智先行，感情也难以跟上，常常是感情先行，理智跟随其后。

神谷[10] 发现了感情和理智之间的关系，她指出"感情引导理智"。而后，达马西奥（Damasio）[11]通过神经科学的发现证实了神谷的洞见。他调查了额叶腹侧部（眶区）受损的患者，发现他们尽管理智正常，但情绪缺失，无法过上正常的生活。

在此，我想先定义一下情绪和感情这两个术语。例如，当我们遇到危险情况时，心脏会加快跳动、瞳孔会扩大、肌肉会紧张，我们会感到恐惧（见图 11-2）。这样，大脑会检测到危险情况，并产生无意识的生理反应，我们称之为情绪。这时工作的大脑区域是杏仁核，它会引发脑干唤醒系统的活动（通过自主神经系统引发心脏加速等生理反应）和身体反应（通过躯体神经系统引发肌肉紧张等）（见图 10-2）。另外，由杏仁核引起的大脑内变化和身体反应的意识经历被称为感情，前额叶腹侧部扮演着主要角色。而从哲学角度来看，信原幸弘[12]认为，杏仁核引发的唤醒反应和身体反应是对外部环境或情况变化的某种价值的感知，反映了直觉性的心理状态，我们应该将这种反应都视为情绪。这一观点表明了哲学已经全面接受了有关情绪的神经科学主张。

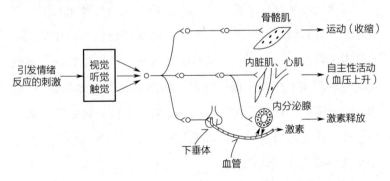

图 11-2　对外部刺激产生情绪反应的神经调控[13]

因此，如果杏仁核评估情绪刺激并参与活动，而前额叶腹侧部将这一过程处理为感情的意识经历，那么达马西奥[11]研究过的患有前额叶腹侧部损伤的患者可以说是在没有感情的情况下生活。这些患者在决策上存在严重问题，即使是最简单的事情，也会反复犹豫，无法做出决断。此外，他们几乎无法进行计划性的行动及遵守承诺等社会、道德行为。达马西奥的研究揭示了感情以各种方式影响着我们做出决策。例如，当我们要从鸣门前往横浜参加学术会议时，我们需要决定是坐飞机还是乘坐新干线，酒店是选择靠近会场还是车站，是只参加自己的报告日期的会还是所有会议都参加，等等。然而，与达马西奥的患者不同，具有健康情绪和感情的人会通过缩小考虑范围并直观评估考虑事项的优先级来做出决策。基于情绪和感情提供的这种直观评估，我们的理智才能做出决策。因此，在做出决策之前，如果没有缩小考虑范围和直观评估考虑事项，理智可能几乎无法做出正常的决策。[12]

这么看来，我们似乎基本上是以情绪和感情为基础生活的。换句话说，我们通过情绪和感情直观地感受到自己所处的情况是否安全、是否正当，从而是否可以应对情况的变化。然而，有时情绪和感情可能会误解情况的价值，导致我们无法适当地行动。比如，当我们看到蜥蜴时会感到恐惧并逃跑，实际上蜥蜴几乎没有攻击性，它们捕食害虫，对人类有益。情绪有时可能会误导，但对于对蜥蜴的恐惧并没有造成太大的危害。然而，情绪和感情的误导可能对人际关系产生重大影响。比如，在工作中取得了巨大的成就后，如果沉涵于自我的自信，那没什么，但如果沉浸于优越感中，表现出傲慢的行为，就可能在人际关系中引发问题。这时就需要理智登场了。情绪有时会误导并带来危害，所以理智必须识别情绪的误导并控制情绪以避免造成危害。因此，理智是控制情绪的，但基本上是情绪发现了情况的价值，并采取了相应的行动。理智只是纠正了情绪的错误估计。换句话说，情绪是主角，理智只是辅助角色。[12]

前额叶皮质对情绪的条件反射

目前针对人类的许多研究表明，前额叶腹侧部（眶部）、前额叶内侧部（前扣带回皮质）、岛叶皮质和杏仁核参与了感情和情绪的信息处理。这些区域各自与不同的情绪相关，一般来说，杏仁核与恐惧有关，而岛叶的活动与厌恶有关。

研究人员进一步深入研究感情的神经基础通常是通过脑成像和对脑损伤患者进行神经心理学检查展开的。例如，有一项实验指示健康的实验参与者回忆个人经历中涉及悲伤、幸福、愤怒和恐惧四种感情的事件，并忠实地再次体验这些事件所带来的情绪。从接收指示开始重新体验到大脑扫描结束，研究人员对他们的皮质和皮质下区域的活动以及心理生理学指标（如精神性出汗等）进行了并行连续分析。该结果显示，这些参与者的岛叶皮质、次级躯体感觉皮质、扣带回皮质、下丘脑、脑干上部的活动发生了变化，这些变化因情绪而异，它们的活动模式没有重复。由于杏仁核参与了无意识的情绪的产生，所以在意识到感情时它不会活动。例如，当参与者回忆悲伤时，前扣带回皮质活动。这个区域在抑郁症患者中有特异性的活动。

相关脑成像显示，慢性抑郁症患者的这个区域会变薄。

根据对脑成像和患有局部脑损伤的病人的观察，研究人员认为右半球的初级和次级躯体感觉皮质以及岛叶皮质参与了共情等社会情感的过程。例如，有右侧躯体感觉皮质损伤的患者无法准确地推测他人面部表情背后的感情。此外，左侧岛叶皮质的损伤据说会中断吸烟等成瘾行为。这表明岛叶皮质起到将外部信息与内部状态（如快乐或欲望）联系起来的作用。

前额叶皮质损伤会严重影响社会情感和相关情感。此外，这些患者还表现出明显的社会行为变化，类似于后天性反社会患者的行为。患有前额叶皮质损伤的患者通常无法持续工作，无法保持稳定的人际关系，常常违反社会规范，经济上也很难独立。处于这种状态下，患者与家人和朋友的关系可能会破裂。

最近的观察表明，患有前额叶皮质损伤的患者可能出现道德判断缺陷。与运动区或顶叶损伤患者不同，前额叶皮质损伤患者没有四肢瘫痪或语言障碍等运动障碍，因此乍看之下他们在神经学上看起来是正常的。他们的注意力、感知、学习、语言和运动能力都正常，有些患者的智商指数（IQ）也很高。因此，患有前额叶皮质损伤的患者在康复后通常会重新回到工作和社会生活中。但直到这时，他们的障碍才开始显现。几乎所有患有社会情感障碍的患者的前额叶腹侧部在左右半球都受到损伤，即使是仅右半球受损的情况，也可能表现出相当严重的非社会性症状。

前额叶腹侧部与前额叶外侧部和内侧部之间有大量的纤维连接（见图10-1），并向与情绪相关的皮质下区域，如杏仁核、下丘脑、脑干（中脑被盖的导水管周围灰质区域）等发送大量神经纤维。然而，患有前额叶皮质损伤的这些患者，虽然可以解释通常情况下会引发情绪反应的图像内容，但他们的心率却没有变化，他们也不会出现手掌的心理性出汗。相比之下，健康者不仅能够描述同样的图像，而且在描述时还会显示心率上升和手掌出汗等心理性生理反应。因此，与健康的人不同，患有前额叶皮质损伤的人在需要做出涉及危险的不利决策时，没有表现出与交感神经活动相关的心理性出汗指标的变化，也没有在需要做出决策的情境中表现出情绪的激活。

健康人的脑成像显示，在进行意识决策之前，他们的前额叶腹侧部已经开始活跃。惩罚和奖励通常用于涉及经济和道德决策的实验中，前额叶腹侧部参与了与惩罚和奖励相关的任务，这表明惩罚和奖励的情绪价值涉及意识决策。

然而，患有前额叶皮质损伤的人虽然知道规则，但在实际情况下无法按照这些规则行动，尤其当被问及罪行、奖励和责任时。这些行为问题似乎不是因为缺乏知识，而是基于情绪处理的障碍。[13,14]

有一项实验很好地表明了理智对情绪的调节。在这个实验中，当被试看到被评估为不可信的面孔时，杏仁核会活跃起来。[15]这些面孔是被试不认识的人的面孔，因此这个实验结果在某种程度上代表了一种"偏见"。例如，当白人美国人看到不认识的黑人美国人的面孔时，杏仁核的活动是一致的。[16]在这种情况下，杏仁核的活动程度与用于衡量种族偏见的测试得分相关联（对被试而言，当面对陌生黑人面孔和熟悉并信任的黑人面孔时，杏仁核的活动是不同的，这正是种族偏见的体现）。然而，如果杏仁核受损，种族偏见不会消失，但杏仁核的反应程度将不再与种族偏见的得分相关联。[17]换句话说，杏仁核在面孔评估过程中会产生情绪性的评价，给我们带来恐惧或信任的印象。值得一提的是，当黑人面孔的呈现时间从 30 毫秒延长到 525 毫秒时，杏仁核对这些面孔的反应减少，而前额叶皮质的活动则增加。这表明了通过前额叶皮质到杏仁核的神经纤维连接（见图 10 – 1），前额叶皮质对杏仁核进行调控。[18]换言之，这种来自前额叶皮质到杏仁核的连接是大脑皮质对信息进行处理后，影响杏仁核的情绪活动的神经通路。

主题 7

如果没有情绪参与，父母也 只是"与父母相似的人"

这似乎是一个令人瞬间豁然开朗的话题，但事实上，如果没有情绪参与，人类就无法通过面孔识别建立人际关系。1937 年，克吕弗和布西（Kluver 和 Bucy）[19]发现了一种被称为克吕弗 – 布西综合征的症状，它表现为颞叶受损（包括杏仁核）的猴子不会像正常情况下一样害怕人类或蛇等对象。后续的研究发现，猴子的杏仁核神经元对于面孔和其他生物学上重要的刺激（如食物或威胁）会分别做出特异性反应。与人类恐惧有关的脑成像研究表明，表情中的情绪表达会成为强烈的情绪刺激。[19]例如，当实验被试看到害怕或愤怒的面孔时，杏仁核会强烈活跃。相反，如果杏仁核受损，人们对面部或声音所表达的情绪的判断能力会受损。据说，杏仁核受损的人在日常生活中很难判断谁是可信赖的。

读取面部表情中的情绪在日常生活中是司空见惯的，而在小说中，如何描述面部表情和情绪的关系是作家技艺的一大考验。例如，与漱石同时代的"心理小说"先驱、描绘现代都市生活中人们孤独和痛苦的亨利·詹姆斯（Henry James）的《撒谎者》（*The Liar*）[20] 中，面部表情扮演了重要的角色。值得一提的是，亨利·詹姆斯是心理学家威廉·詹姆斯的弟弟。

肖像画家莱恩在一次晚宴上与曾经求婚过的女性再次相遇。然而，她已经成为一个帅气但是有撒谎习惯的上校的妻子。莱恩试图从她的表情中发现她对与撒谎者结婚的后悔之情，认为她应该选择与诚实的自己结婚更好。此外，莱恩画了上校的肖像画，并在他的表情中加入了撒谎者的恶习，试图贬低上校。读取表情和在肖像画中描绘人格的过程在小说中永远是引人入胜的。

然而，人们已经发现杏仁核会对脸部表情做出反应，但在解读表情时，受记忆和背景影响的程度尚未得到证实，对于表情解读的自然科学理解还处于初级阶段。拉马钱德兰[21] 报告了一种非常特殊的病例，称为卡普格拉综合征（Capgras syndrome），这可能成为理解伴随情绪的表情的一种线索。这种情况不仅表现为患者无法认出身边的人，而且会认为这个人是他们身边的人伪装的。这位患者是一个 31 岁的男性，在上学时曾经遭遇了一次车祸，命悬一线。他的头部撞击了汽车的风窗玻璃，他因此昏迷了 3 个星期，但最终奇迹般地恢复了意识，并通过康复治疗恢复了行走和说话的能力。他没有记忆障碍，外表也完全恢复正常。然而，尽管事故前认识的人都能够被他认出，但他却持有父母是别人伪装的幻想。

在正常情况下，脸部和物体是在颞叶的特定区域中被识别的，脸部信息被发送到杏仁核以识别特定的脸部的情绪意义。通常，看到父母的脸会引发亲切感，但在父母离异的家庭环境下，可能引发不同的情绪。同样，职场同事的面孔也会反映出不同情绪和人际关系。

拉马钱德兰提出假设，即卡普格拉综合征患者的脸部识别区域与情绪相关区域之间存在断裂，并对此进行了研究。在健康状态下，当我们看到可怕或性感的面孔时，这些信息会从脸部识别区域发送到杏仁核，从而唤起相应的情绪。这种杏仁核的兴奋经过终纹而到达下丘脑（见图 10 - 2）。下丘脑是自主神经系统的最高中枢，从这里发送信息到心脏、骨骼肌和大脑的各个部位以对特定的面孔采取适当的行为。无论是战斗、逃跑还是性行为，都会促进呼吸循环系统运作，为身体各部位供氧。同时，身体出汗，从骨骼肌中排出热量（即温热性出汗），汗液使手掌变湿，更容易抓住树枝或武器（即精神性出汗）。当一个人看到父母时，尽管本人并不自知，但会产生轻微的精神性出汗。

拉马钱德兰对他的患者和 6 名健康的大学生展示了他们父母或祖母的照片以及陌生人的照片，并检查了他们的精神性出汗。结果显示，大学生在看到自己父母的照片时产生了精神性出汗，但患者的精神性出汗始终没有出现。因此，这证明了卡普格拉综合征患者对父母没有情绪反应。

接下来，拉马钱德兰调查了卡普格拉综合征患者是否能够辨认面孔。他展示了 16 组患者不认识的人的快照，每组两张照片。每组照片展示的要么是同一人的稍有不同的面孔，要么是不同的人的面孔。他问患者这两张照片的人是不是同一个。结果显示，该患者正确辨认了 14 组，证实了他能够识别面孔。

通过这些结果发现，卡普格拉综合征患者能够识别面孔，但无法在面对面孔时产生情绪反应。一开始他们认为这可能是由于事故导致情绪系统受损。然而，在数月的诊断期间，患者表现出了正常人类的感情，因此拉马钱德兰得出结论，由于面孔识别区域与杏仁核之间的纤维连接受损，导致了面孔识别与情绪联系的能力丧失。因此，在这种病症中，他们的视觉系统是正常的，患者可以视觉上识别眼前的父母，但由于没有伴随的情绪反应，他们会得出"这是个替身"的合理结论。换句话说，如果一个人的面孔在视觉上能够被识别，但却没有反映出与人际关系相关的情绪，那么即使我们能够看到这个面孔，也无法知道他（她）是谁。这对我们重新认识情绪在理智、感情和意志中的地位提出了挑战。

第 12 章
儿童的语言发展与教育

婴儿是语言天才。他们只需听到和看到语言和动作，就能掌握母语的语法。同样，患有听觉障碍的婴儿通过观察手语来掌握手语的语法，并发展出以手语为基础的思维能力。本章将追踪健康婴幼儿和聋儿的语言发展，并探讨语言教育的应有之形。

什么是语言学习的敏感期？

语言的发展过程已经得到广泛的研究，但人们对与语言发展相对应的大脑发育的了解仍然非常零碎。

在 2~6 岁和 6~10 岁这两个时期，儿童表现出来的行为差异相当大，而其中最显著的是语言。幼儿从两岁左右开始掌握构成语言的音素、词汇和语法。在这个阶段，孩子们拥有强大的学习能力，可以仅仅在听到语言的情况下就开始学习。到了两岁，大多数孩子已经开始说话了。而到 6 岁时，他们对于母语的音系、语法和词汇的知识几乎是完整的。从语言学角度来看，6岁孩子的对话就像16岁少年的对话一样成熟。因此，基于这样的语言发展规律，许多国家通常会在6岁左右开始学校教育。

任何语言都只能通过听和说来学习，但所有语言都有共同的规则。此外，人类喜欢人类说话的声音而非其他声音，婴儿会自然而然地朝着说话声的方向转头。大多数婴儿在语言环境中成长，轻松地学会说话。也许，语音的学习在子宫内就已经开始了。在胎儿发育的早期阶段，听觉神经从内耳耳蜗的毛细胞中产生，并在脑桥和延髓的交界处髓鞘化后（见图9-3），向脑部延伸，这使胎儿在子宫内就能够听到外界的声音。新生儿可以区分父母的母语对话和其他语言的对话，这可能是根据出生前母亲的话语进行区分的。即使仅在出生几天后，听到"a"的声音的婴儿会张开嘴发出这个声音，听到"e"则会张开相应的嘴形。这表明，即使在还不知道自己的嘴巴是什么样的情况下，婴儿似乎已经编程了模仿听到的声音的嘴形。

当将正在睡觉的3个月大的婴儿暴露于语言环境中并扫描其大脑时，研究人员发现这些婴儿在听到母语时，左半球的感觉性（听觉性）语言区域会活跃，就像成人一样。这表明从3个月开始，语言处理已经启动。人类从极小的时候就开始学习和理解语言。

学习母语时，人类需要将组成该语言的音分成不同的类别，这些形成语言的音被称为音素。新生儿可以区分各种发音。他们对每个单词稍有不同的音比成人更敏感。这类似于婴儿对非人类面孔的敏感性。就像婴儿对周围面孔的敏感度受到环境的影响一样，音的辨别能力在出生后的一年内也受到所听到的声音的影响。到了 1 岁，婴儿就会失去区分以前未曾听到的声音的能力。因此，这种声音区分能力的敏感期大约持续到 1 岁左右。虽然日本人常被认为不能区分 R 音和 L 音，但是日本婴儿出生后约 10 个月是可以区分这两种音的。由于日语中并没有严格区分 R 音和 L 音，所以在日语环境中成长的婴儿很少接触到这两种音，到了 1 岁时就失去了区分这两种音的能力。相反，在美国长大的婴儿接触到这两种音的机会更多，因此能够更好地听出它们的区别。

研究人员在对加拿大的婴儿、儿童和成人进行区分 da 和 ba 的实验时，发现所有的被试都能够区分出 da 和 ba 的差异。然而，当要求被试区分类似于印地语中的 da 和 ba 的两种音时，婴儿能够区分，但儿童和成人却无法区分。进一步的研究发现，在出生后 8 个月和 10 个月之间存在着听辨音差异的分界线。

然而，当测量已经度过敏感期的成年说话者在听到母语之外的语音时大脑的电活动时，研究人员发现，即使本人没有意识到音的差异，大脑也能够感知到音的物理差异。这表明，大脑可以在意识之外察觉到微小的差异，但根据这些差异的使用频率来决定是否将其提升到意识水平。[1]

聋儿也能通过手语表达

在清晰听到单词之前，婴儿会并始发出无意义的声音（喃喃自语）。大约 7 个月大的时候，他们会发出像"巴巴巴"或

"达达达"之类的声音、舌头打击的声音，以及喉咙发出的咕噜声。尽管这些声音并不都会成为后来的母语的一部分，但它们有时候会包含婴儿周围听到的语音。因此，人们认为这些声音对学习语言的发音方式是有效的。

传统观念认为，喃喃自语是特定于语音产生的，并且由于它是语音控制的基础，因此受到声道解剖结构和大脑发育的影响。然而，研究发现，聋儿也会用手做出喃喃自语状。研究人员通过录制 10 个月到 14 个月大的聋儿和健康儿在日常环境中的视频，发现聋儿正在模仿他们的父母用手做的手语动作，并用手做出喃喃自语状。因此，喃喃自语是一种语言学习中固有的现象，它被认为是婴幼儿试图表达他们观察或听到的语言结构的一种迹象。

当婴儿长到 1 岁左右时，他们开始从单纯的发出声音转变为说出单词。这时的幼儿会根据他人使用的单词开始将单词与物体相对应。在一岁半到两岁左右的阶段，大多数幼儿会掌握 20～50 个基本单词，但从这时开始学习新单词的速度会急剧加快。到 5 岁左右，大多数幼儿会掌握 2000 个以上的词汇量。这种学习新单词的速度会持续到上学时期。此外，一些研究者指出，学习新单词的能力会持续发挥作用，并且其速度在以后的生活中不会有太大变化。[1]

敏感期存在于语法学习阶段，而不在词汇学习阶段

随着儿童词汇量的增加，他们开始理解词语排列的语法基础。即使没有受过教导，他们也开始掌握复数形式和时态等基

本语法规则。例如，英语圈的两岁幼儿可能会说出"mice"或"went"，但偶尔也可能说出"mouses"或"goed"这样的词。换句话说，儿童有时是在模仿从成人的对话中听到的单词的发音，有时则是在无意识中应用他们自己提取的语言规则。

乔姆斯基（Chomsky）提出，人类婴儿天生就具有语言学习装置。平克（Pinker）[2]对乔姆斯基有关语言的主要观点做了总结。首先，人类说出的句子几乎都是按照全新顺序排列的单词。因此，我们大脑中应该存在着一个从有限单词列表中生成无限句子的程序，它与传统的生成句子的"语法"区分开来，我们称之为"心理语法"。其次，即使没有接受指导，儿童也能在短时间内掌握这种复杂的语法，并以一致的方式理解首次遇到的新句子的结构。因此，他们天生就具备"通用语法"的蓝图，并且似乎知道如何从父母的话语中提取句法结构模式。

根据这一理念，平克研究了儿童如何从规则性复数形式和不规则复数形式的单词中构建合成词。当询问 3 ~ 5 岁的幼儿如何表达"吃老鼠的怪兽"（monster that eats mice）时，有90%的幼儿回答成了"mice-eater"而不是"mouse-eater"。然而，当同样的这群幼儿被问及如何表达"吃老鼠的怪兽"（monster that eats rats）时，他们当中只有约2%的回答为"rats-eater"，大多数幼儿回答为"rat-eater"。这说明孩子们不需要接受教导，仅通过听父母说的复数形式的规则变化和不规则变化，就能推断出语法规则，这是令人惊讶的。平克解释说，这种惊人的能力证明了幼儿天生的语法系统在接触语言后就开始发展。

这种学习语法的能力因人而异，有些幼儿天生缺乏解读或创造正确句子所需的能力。这种特殊的语言障碍并不影响其他认知功能，但他们在理解对话或文章方面学习较慢，即使成年后也可能仍有些许问题。

另外，父母在潜意识中也在支持孩子的语言习得。例如，使用婴儿容易学习的词汇有助于促进语言发展。"妈妈语"（motherese）和"父母语"（parentese）指的是大人与婴儿交流时使用的声调更高、语速更慢、语调更明显、母音拉长的方式。"妈妈语"一词是由1966年美国人类学家弗格森（Ferguson）[3]首次提出的。这种方式在世界各地都很常见，父母通过使用简短的句子和拉长的母音，使幼儿更容易学习语言的结构和语音。与对宠物说话时相比，女性与婴儿交流时的方式有所不同。在这两种情况下，她们都会使用较高的音调，带有情感地交流。然而，当与婴儿交流时，她们会特意拉长母音的发音，以便引起婴儿对发音特征的注意，并为之提供良好的榜样。[1]

另外，语法和词汇的意义是由大脑中不同的神经系统来处理的。这一点可以通过比较阅读名词（如dog、cycle、cake）时所涉及的脑区域，以及阅读介词（如into、of、from）时所涉及的脑区域得出。研究人员通过观察脑电波发现，处理意义时大脑的两个半球都在活动，但处理语法时只有左半球在活动。此外，这项观察表明语法学习存在敏感期，但词汇学习却没有。不管在何时学习词汇，用于学习词汇的大脑系统都是不变的，它位于两个半球的后部。相反，大脑处理语法的区域取决于初次接触语言的年龄。在1~3岁学习英语作为母语或第二语言的人，在处理英语语法时左半球会活动；而后来学习英语作为第二语言的人，不仅左半球，右半球的相同区域也会活动。初次接触英语的时间越晚，两个半球的活动就越强烈。[1]

因此，越早学习语法，就越容易迅速掌握。同时，对于处理语言时两个半球都活动的人，语法相关的成绩往往不太理想，这意味着学习者采取了更加复杂的学习方式。同样的情况也适用于需要学习手语的聋儿。有些人因为担心学习手语会增加口语学习的困难而不让孩子学习手语。然而，由于手语也有独特的语法规则，因此如果不及早学习手语，就会错失学习手语的机会。

阅读文字时，左脑会活动

在进入本节主题之前，让我们先概括一下教科书中大脑皮质语言中枢的知识。[4]语言中枢由运动性语言区（布罗卡语言区）、感觉性语言区（韦尼克区）、角回和缘上回组成，其中两个语言区由弓形神经束连接（见图 12–1）。

1861 年，法国的布罗卡（Broca）首次报告了左半球前额叶皮质的梗死引起语言障碍的情况。他在对死后 24 小时的患者进行的尸检中发现，这些患者的左侧额下回有脑梗死，这一区域的破坏导致了患者能够理解听到的话语，但存在语言障碍。这个区域被称为运动性语言区或布罗卡语言区。另外，1874 年，被送到德国精神科医生韦尼克（Wernicke）那里的患者被认为处于混乱状态，但有些语言仍然合理，因此被诊断为并非真正的混乱。同时，他们发现这个患者无法理解听到的话语。这个患者的损伤部位位于脑左侧颞上回，因此人们认为这个区域的损伤导致了他无法理解听到的话语。这个区域被称为感觉性语言区或韦尼克区。

此外，脑左侧顶叶的角回和缘上回也是独立的语言中枢，具有两个重要的功能。一个功能是连接运动性语言区和感觉性语言区，另一个功能是接收视觉信息（如文字信息等）。角回从后方的视觉区接收信息并发送到前方的感觉性语言区。弓形神经状束连接了这两个语言区，当这条连接受损时，语言流畅度和理解能力良好的患者可能无法进行复述。此外，此类患者的语言内容可能会失去准确性，并出现音韵错字、错读、错写等症状。

目前还没有对儿童学习单词阅读方式时大脑内部变化进行长期追踪的研究。然而，研究人员通过使用功能磁共振成像技术进行了一项横向研究，调查了 6～22 岁的参与者在阅读任务中的大脑变化，这些参与者的阅读能力不同。研究结果显示，即使是 6 岁的孩子，当他们在阅读文字时，左半球的语言中枢也会活跃起来。而且随着年龄增长，这个中枢的活动会变得更强烈；各年龄组中阅读能力较高的人，其语言中枢的活动强度也更高。相反，随着左半球活动的增强，右半球的活动会减弱。因此，长时间学习阅读会导致脑活动中心从右半球逐渐转移到左半球。随着能够阅读文字，右半球参与处理文字的视觉特征的角色逐渐减弱，而专门用于阅读的左半球的语言中枢则变得更加活跃。对于刚开始学习阅读的儿童来说，学习将声音与文字对应的过程至关重要，而可能左颞叶的角回和单词形态处理区域（见图 12 - 1）的相互作用承担了这一角色。[1]

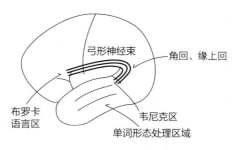

图 12-1　大脑皮质的语言区

双语如何引起大脑变化?

许多人都对会说两种语言的人的大脑有何变化感兴趣。一项研究对相关磁共振成像数据进行了比较,分析了会说意大利语和英语的双语人与只会说意大利语的人的大脑。[5]此结果显示,双语人的脑左侧顶下区灰质密度较高。该区域涉及语言音频工作记忆、词汇学习、来自多种信息源的信息整合等重要语言功能。学习第二语言的词汇后,该灰质体积增加。此外,研究还发现,学习得越早,效果越明显。那些在 5 岁前开始学习第二种欧洲语言的人,其灰质体积增加的程度比成年后学习的人更大。这种变化程度取决于个人学习第二语言的能力,掌握得更好的人其变化更显著。

后续研究还发现,除了灰质的变化,与学习第二语言相关的白质结构也发生变化,这涉及神经元轴突的变化。即使是短期语言学习也会改变大脑结构。大学生和军人参加了为期三个月的集中语言培训,其大脑变化比未参加培训的人更大。然而,随着语言学习的进行,大脑解剖学上的变化是可逆的。成年日语学习者接受 6 周的英语培训后，脑部成像显示，他们的语言区的灰质密度比对照组增加。然而，一年后再次进行扫描时，继续学习英语的人的灰质密度继续增加，而放弃学习的人的灰质密度则恢复到培训前的水平。[5]

双语学习者会利用推理、任务切换、问题解决等执行功能（参见第 11 章），比如从一种语言切换到另一种语言、选择正确的语言等，以此激活大脑。因此，晚年开始学习外语可能会有延缓大脑老化的效果。[5]

改善阅读障碍

有些儿童在其他方面可能表现良好，但是即使经过了相当多的练习，他们读文字的能力仍然不足。这种情况被称为阅读障碍，估计占人口的五分之一。现在相关研究已经证实，阅读障碍是由基因引起的，其根源在于大脑。有些患有阅读障碍的儿童可能在语言记忆方面有困难，虽然他们能理解单词的含义，但对新单词的记忆能力较弱。

在教师和研究者中，有些人不仅仅将阅读障碍限制为阅读问题，而是将其视为综合性障碍。换句话说，患有阅读障碍的儿童可能存在注意力不集中的问题、视觉问题、混淆文字形状或听力问题。此外，一些儿童可能存在动作控制问题，无法正确握笔或画直线。这些问题相互关联，有人认为它们导致了阅读学习障碍。

然而，阅读障碍并非综合性学习障碍，它仅限于阅读症状。患有阅读障碍的儿童可能只是伴有视觉障碍、听觉障碍或运动障碍，这种情况并不少见。[1]有些患有阅读障碍的儿童没有这些障碍，而且患有感觉障碍或运动障碍的阅读障碍者与没有这些障碍的阅读障碍者的阅读能力没有差异。因此，尽管有些患有感觉障碍或运动障碍的阅读障碍者存在，但这只是在阅读障碍基础上叠加了其他障碍，而不是阅读能力障碍的根本原因。

不论是成人还是儿童，患有阅读障碍的人在语言表达方面存在问题，在没有阅读障碍的情况下，很少见到这种障碍。患有阅读障碍的人可能能够准确地学习阅读和写作，但说话速度缓慢，也不擅长处理说话的声音。

如果老师能够为有学习意愿的儿童提供有效的教学方法，即使是患有阅读障碍的他们也能够获得大幅改善。然而，他们的阅读速度仍然缓慢，需要持续努力，并且容易出现拼写错误。此外，他们对新单词的记忆也没有改善，虽然可以进行补偿性学习，但基本问题仍然存在。

学习字母表涉及处理单词的声音，并学习这些声音的含义，这个过程称为音韵系统。针对患有阅读障碍的儿童的音韵系统研究表明，患有阅读障碍的人在处理和分类语言的音声时存在困难，这种音韵系统障碍被认为是大脑发育障碍的一种。即使在学龄前期无法读写的情况下，人们也可能通过观察到语言表达的延迟来识别阅读障碍。患有阅读障碍的儿童记忆物品的名字较慢，即使在 3 ~ 4 岁时也可能会表现出单词记忆力较弱的情况。[1]

格施温德（Geschwind）发现患有阅读障碍的人的左半球语言区比右半球的大。[6]随后，他研究了脑卒中患者导致阅读和写作障碍的原因，并研究了一些终身患有阅读障碍但并无脑部损伤的个案。结果显示，阅读障碍者的语言区并没有明显的左右差异。在发现了这种解剖学上的差异后，他还发现阅读障碍者的大脑中存在一些应该位于其他位置的神经元群。此外，阅读障碍者的脑成像研究显示，连接运动性语言区、缘上回、感觉性语言区的纤维（弓形神经束）的白质较薄。可能是阅读障碍者的大脑中三个语言中枢之间的连接较弱。

　　研究人员在意大利、法国和英国进行了大规模调查，发现阅读障碍者左半球的阅读和发音处理系统的活动较弱。图 12 - 2 显示了阅读时的脑活动区域，上图展示了健康的人在阅读时的脑活动区域，中间的图展示了阅读障碍者在阅读时的脑活动区域，下图展示了两者之间的差异。结果显示，阅读障碍者的单词形态处理区（见图 12 - 1）的活动较弱。此外，即使在说出图中绘制的物体名称时，阅读障碍者的这个区域的活动也较弱。

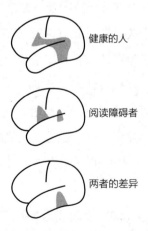

健康的人

阅读障碍者

两者的差异

图 12-2　阅读障碍者和健康的人在阅读文章时的脑活动区域[1]

英语和法语在拼写和发音方面的一致性较低，而意大利语在拼写和发音方面的一致性较高。因此，对于英语和法语，单词形态处理区域非常重要，而英语和法语的阅读障碍者可能比意大利语的阅读障碍者更难学会正确的读音。

阅读障碍的改善计划通常涉及将每个字母与音标对应起来，这样将声音与文字相关联，然后有系统地练习阅读文章是一种有效的方法。一旦阅读障碍得到改善，这种障碍就不容易被察觉到了。

通过脑部成像观察，研究人员研究了传统阅读障碍改善计划对大脑是否产生变化。被试被分为三组：第一组是健康者，第二组是阅读障碍得到稍微改善的人，第三组是阅读障碍得到大幅改善的人。结果显示，第三组在单词形态处理区域表现出较弱的活动，而第二组的脑部活动则更多地活跃于记忆系统而非阅读系统。因此，大幅改善的参与者虽然阅读系统活动较弱，但仍然存在可塑性，这表明阅读障碍者的大脑是可塑的。

此外，一项研究将成年阅读障碍者分为两组，只有其中一组接受阅读技能改善计划。该计划明确教导单词元素与发音的关系，每天进行 3 个小时的训练，持续了 8 周。结果显示，接受训练的阅读障碍者的阅读能力显著提高。脑部扫描结果显示，接受训练且改善的参与者在阅读时右顶叶活动较为活跃。这些受训练的人群可能通过激活右顶叶来补偿左顶叶功能较弱的情况，从而进行视觉和听觉的整合。[1]

聋儿的母语——手语

手语到底是一种动作还是语言？乍一看，手语似乎是动作的延伸，但实际上手语是一种自然语言。手语是一种自然形成的交流方式，与人工语言和计算机语言不同。作为自然语言的日本手语，不论是聋人还是听得见的人，都可以将其作为母语来学习。

① 聋儿的双语能力——手语和口语

1960 年，美国的斯托克（Stokoe）揭示了美国手语与口语一样拥有复杂的语言体系。随后，关于手语习得的研究以及神经科学的研究不断深入，现在学界已经确立了手语是一种自然语言的观点，并认为在自然语言中有口语（vocal language）和手语（sign language）两种形式。口语在说话时使用口腔，而手语不仅使用手部，还利用面部表情、头部动作、姿势变化等来表达各种词汇和语法。

手语是作为无法使用口语的人的交流手段而自然形成的，与该国的语音无关。人们常误以为手语类似于动作，可以在世界各地通用，但其实它与口语一样，也以多种形式存在于世界各地。例如，美国手语和英国手语都是英语区域使用的手语，但它们完全不同。

追溯手语的起源，我们可以找到一种称为"家庭手势"（Home sign）的手语前身。家庭手势是聋儿在没有接触到手语的情况下，作为一种交流手段所使用的一套有限的手势系统。

在这个阶段，它不存在像语言那样复杂的系统。例如，美国的聋儿创造的家庭手势与中国或尼加拉瓜的聋儿创造的手势相似。对于及物动词，语序是"苹果，吃"；而对于自动词，语序是"我，跑"。这种语序表明了他们通过手势交流形成了某种认知系统。随着使用家庭手势的社区不断增加，词汇也变得丰富，语法体系也变得复杂，手语得以确立。据说，1760 年在法国成立的聋人学校为法国手语的确立做出了贡献。尼加拉瓜手语是一个研究家庭手势向手语发展的案例。20 世纪 70 年代，尼加拉瓜建立了革命政权后，进行了全面的聋人教育，语言学家和心理学家们对此进行了详细的追踪研究。[7]

在日本和西方国家，每 1000 名新生儿中就有一名患有严重的听力障碍。这些新生儿中，90% 出生于听力正常的父母家庭，而 10% 出生于聋人家庭。在聋人家庭，孩子从出生开始就接触父母的手语，因此手语成为他们的母语。这样的环境下成长的聋人被称为"原生手语者"（native signer）。在日本，约有 6 万人使用日本手语作为母语，但原生手语者只是其中的一小部分。[8]听到整个家庭都是聋人时，我们可能会简单地想象成语言环境匮乏，但事实上，母语的习得是相当直接明了的，只要学会父母使用的手语即可。

另外，出生于听力正常父母家庭的聋儿因无法从父母那里学习手语，所以需要特别的支持。然而，除了听力正常的父母希望孩子能学会口语，在日本的聋人学校，目前仍然主要采用以读唇术、口语发音、书写语言为中心的"口语法"教学，以手语为中心的教育仍是少数（例如，2008 年在东京都品川区成立的私立聋人学校明晴学园就以手语为教学重点）。[8]因为接受口语教育的聋儿听不见却不断被迫"倾听"，所以他们中的许多人在口语教育中被边缘化，无法发展语言和思维能力。口语语法的错误很简单，聋儿因为没有足够的声音输入，无法发展对语言的信息处理能力，结果导致语言输出也不足。如果在幼儿期没有获得足够的输入就无法学习母语，聋儿可能会错过学习母语的关键期，很多情况下一生都无法流利使用任何语言。这种既学不会口语也学不会手语的情况被称为"双重限制"。简而言之，无论怎样努力让聋儿学习口头语都会遇到困难，因此不如从一开始就教授手语。白井[7]等许多语言学家指出，聋儿应该首先将手语作为母语进行学习，随后再学习口头语作为第二语言，以此成为一名双语人。

伴有双重限制的聋儿不仅思维能力发展不足，情感上也会有问题，生活能力和社会性也难以发展。长期以来，人们指出聋儿无论如何努力，也难以超过"9岁壁垒"这一障碍（参见第9章）。然而，正如白井等人所指出的，如果聋儿从一开始就学习手语，并作为第二语言学习口语，那么"9岁壁垒"就可以轻松克服。

当然，如果能够习得口语自然是最好不过的，因此，根据障碍的程度，人们不遗余力地使用助听器或人工耳蜗来尝试习得口头语。然而，对于听力障碍患者或聋人来说，口语与手语的学习应该并行，即使口语的学习失败，至少保证了一种母语。儿童的语言能力远超我们的想象，习得手语并不意味着就不能习得口语。另外，那些在大约10岁之后失聪的儿童，即便在青春期之后才开始学习手语，虽然无法达到母语使用者的水平，但作为第二语言，依然能够掌握接近母语水平的手语能力。这表明，如果已经习得了一种母语，那么习得第二语言会更加容易。根据卡明斯（Cummins）的双语基础共享理论（或双语互依理论），习得第二种语言并不意味着从零开始全面学习一个新的语言体系，第一种语言的资源共享可以使第二种语言的学习更加容易。

此外，导致手语教育出现混淆的一个因素是除了日本手语，还存在日本语配对手语。日本语配对手语是以视觉方式表示日语的语言，因为它是一种不自然的语言，所以难以作为母语习得。日本语配对手语主要被那些不以手语为母语的人作为第二语言学习，并且其形态由于日本语和日本手语而被简化。因此，将日本手语视为规范语言，而将日本语配对手语看作是语言接触产生的类似方言的存在，也许是比较现实的。[7]

② 手语也使用左脑

尽管关于手语的脑部研究才刚刚起步，但人们认为手语的信息处理基本上与口语没有差别。口语通过听觉进入大脑，而手语则是通过视觉进入大脑，虽然感官信息的处理方式不同，但作为一种通用语言的处理机制似乎是共通的。

研究人员从简单的实验中发现，手语和口语一样，基本上使用的是左脑，但是对于身体动作来说，左右大脑都参与了动作的处理，因此没有明显的左右差异。在一个条件下，一组参与者在口头重复单词的同时，用一只手的食指尽可能快地敲击键盘。在另一个条件下，参与者一边用一只手做手语或者模仿手势，一边用另一只手的食指不停地敲击键盘。对于精通英语（口语）和美国手语的双语人参与者来说，在复述单词和模仿手语时，右手敲击键盘的速度比左手敲击键盘的速度要慢。这一结果表明，语言、手语和右手的运动指令都由左脑处理，因此可以解释为语言和右手运动，或者手语和右手运动都干扰了右手的键盘点击。另外，当对聋人和不懂美国手语的听力正常者的一只手施加手势模仿任务时，他们右手和左手敲击键盘的速度没有差异。这个结果表明，右手和左手的运动指令分别由左脑和右脑处理，但由于手势模仿的信息处理没有左右脑之分，所以右手和左手敲击键的速度没有差异。

其他关于美国手语的脑部研究显示，左脑受损可以导致与口语失语相似的手语失语症状。此外，在脑外科手术中，如果对运动性语言区（布罗卡语言区）进行电刺激，患者将无法用手指做出手语符号。当刺激大脑的缘上回并展示一张马的图片时，患者会用表示"牛"的手语符号来回应，这是一种意义上的错误。这些结果暗示手语是在左脑中被处理的。[9]

然而，研究人员通过功能性磁共振成像（fMRI）技术观察发现，当母语为手语的人观看手语时，不仅左脑的语言区活跃，右脑的活动也增强。[9]这与手语失语的发现相矛盾，因此引发了激烈的争论。但是，酒井等人[10]针对聋人、聋人子女（CODA：Children of Deaf Adults，即日本手语和日本语的双语人）和听力正常者这三个群体进行了研究。他们通过功能性磁共振成像技术比较了被试在进行文章理解任务时的脑活动。结果显示，无论是使用日本手语还是日本语，左脑的语言区都会被激活。这一发现的重要性在于，从脑活动的角度证实了日本手语是自然语言之一。该研究中的被试为 33 名右撇子成人，其中包括 9 名将日本手语作为母语的聋人、12 名 CODA 以及 12 名只将日本语作为母语的听力正常者。他们在进行会话理解任务和寻找文中非单词任务时的脑活动被功能性磁共振成像仪器记录下来。结果显示，在理解会话时，无论是日本手语还是日本语，都激活了大脑相同的区域，而且在聋人、CODA 和听力正常者之间观察到了左脑优势的共同活动。因此，无论是手语还是口语，高级语言处理都定位于左脑，他们通过脑成像技术证实了日本手语具有与日本语等同的神经基础。这一发现促使人们反思一个事实：全世界几乎没有意识到聋人获得手语作为他们的母语是有必要的。

儿童的第二语言学习

从 2020 年开始，日本的小学开始引入英语学习，三、四年级开设了名为"外国语活动"的课程，五、六年级则开设了名为"外国语"的科目。关于从小学引入英语教学这一举措，存在着赞成和反对的不同声音，我想在这里谈谈本书的立场。追溯其根源，小学引入英语学习并不是出自对"人类发展与教育"的思考，而是源于工商界的需求，他们需要实用的英语来进行海外商务活动。随之而来，日本的中学和高中的英语学习也朝着促进实用英语会话的方向发展，就像中学和高中的国语教科书逐渐淡化了夏目漱石和森鸥外一样，高中英语教科书也将不再涉及毛姆（W. S. Maugham）等作家。

另外，尽管英语不是官方语言，但与由日本字、平假名、片假名和罗马字组成的日语不同，英语作为一种由 26 个字母组成的方便的语言，即所谓的"通用"语言，非常实用。考虑到英语是一种实用工具，论文中是否有足够发表到海外的内容就成为一个问题。同样，学习英语会话时，我们也需要考虑自己是否拥有在海外交流或讨论的内容。换句话说，我们应该强调获取内容以进行传播和讨论，而不是仅仅掌握工具的使用方法。

从进化生物学的生存战略角度来看，大多数动物都采取了缩短幼年期、提前发育生殖功能，优先保留基因传递给下一代的"物种保存"策略。相比之下，人类则采取了延长幼年期、注重个体自身存活和发育的"个体维持与发展"策略。因此，许多动物的亲子关系短暂而疏离，而人类则保持着长久而密切的亲子关系。由此产生的结果是，许多动物拥有短暂的学习期和有限的学习能力，而人类则具有很长的学习期和广泛的学习能力，能够在父母的保护下学习许多知识。考虑到这种人类的生存战略，发育中存在着关键期和敏感期，尽管早期教育在某些情况下是适当的，但本书对早期教育持谨慎的立场。小学的英语教育是否值得在此时期引入，并且牺牲其他学习内容，本书存在疑问。例如，大多数小学生长期以来一直觉得数学题中的文字题很难。这实际上是一个阅读理解能力而不是数学思维能力的问题，而且人们普遍认为在小学阶段，语文能力对所有学科都起着推动作用，因此强调国语比英语更为重要。为了重新审视已经开始而没有经过充分讨论的小学英语教育的弊端，本节将介绍第二语言学习的实证研究。

① 第二语言的语法学习越早越容易掌握

在说两种语言的家庭中长大的婴儿，语言发展稍微慢于只说一种语言的家庭中长大的孩子。然而，这些孩子长大后开始学习第二语言时，能更好地理解语法，发音也更准确，比那些直到长大才开始学习第二语言的孩子要好。人们在双语研究中发现，儿童时期学习语法和发音相对容易，而理解意义和掌握词汇则相对困难。

根据脑成像技术的结果显示，无论母语是哪种语言，都是在左半球的语言中枢进行处理的。研究人员通过观察母语和第二语言中枢是否在同一位置时发现，如果从出生开始就接触两种语言，那么这两种语言的中枢位置会相匹配，但是如果接触第二语言的时机较晚，那么第二语言的中枢位置会逐渐偏移。

许多日本的父母关心孩子从几岁开始学习英语最有效。关于这一点，约翰逊和纽波特（Johnson & Newport）[11] 报告称，要成为完全的双语人，必须在 3 ~ 7 岁开始接触第二语言。他们的实验参与者是美国华裔和韩裔，以英语作为第二语言。由于中文和韩文属于与英语完全不同的语言体系，因此选择了美国的华裔和韩裔作为研究对象。实验参与者都在美国居住了 5 年以上，尽管他们的英语使用没有问题，但是根据他们来美国的年龄被分成了 3 ~ 7 岁、8 ~ 10 岁、11 ~ 15 岁和 17 ~ 39 岁四个组。这四组共有 46 名参与者接受了各种英语语法测试。由于实验参与者每天都在进行英语阅读和写作，所以测试包括了即使对以英语为母语的人来说也可能出错的问题。结果显示（见图 12 - 3），3 ~ 7 岁来美国的人的成绩与本地人相同，但是 8 岁及以上来美国的人，随着来美国的年龄的增长，分数有所下降。因此，要成为双语人，必须在 7 岁之前开始学习第二语言。

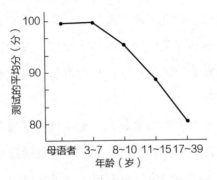

图 12-3　第二语言语法习得的敏感期[11]

一项针对中国台湾地区学生的调查表明，开始学习英语的时间越早（即中学入学前），他们就越擅长辨别英语音素（例如，race 和 lace）。同样，研究人员对日本九州大学学生的调查也得出了类似的结论，即中学入学前开始学习英语的学生在辨别英语音素方面表现得更出色。然而，一项针对 3 ~ 12 岁开始学习英语的儿童进行的研究发现，虽然学习英语越早，语法测试成绩越高，但音素识别能力与开始学习英语的年龄之间没有明显的相关性。可能是因为只要在 12 岁之前开始学习英语，不管开始时间有多早，都没有显著差异。在 12 岁之前开始学习英语可能是因为儿童的听觉敏感，能够识别英语音素。然而，对语法的理解可能更多地依赖于开始学习的时间。这项研究分析了语言学习者的输入量[⊖]和他们学习语言的适应能力，以便可以公正地比较不同情况。在第二语言学习的研究中，控制输入量和语言学习适应性非常重要，因此这项研究具有较高的可信度。然而，这项研究的对象包括中国台湾地区和日本九州大学的学生，他们所在的大学学习难度较高，因此被视为成功学习外语的样本。因此，应该进一步研究不同学力水平的样本。

西班牙的研究探讨了年龄因素对外语学习的影响。研究报告指出，年轻的学习者并不一定有优势，而是受输入量的影响。虽然在英语教育中，音素识别能力和语法理解被认为是越早学习效果越好，但关键是每个阶段有多少输入量。还有研究表明年龄因素并不是很重要。比如，在日本，初一和初三的学生中，从小学开始学习外语的组别在测试中表现出色，但到了高二，差距就不明显了。英国的研究人员进行的法语学习调查表明，仅考虑听觉能力时，早期学习法语具有优势。研究人员进行进一步调查发现，如果将早学者和晚学者放在一起教，差距就会减小，但分开教育时，早学者在 16 岁时在听力和阅读能力上仍然领先。这一结果在日本也普遍存在。有报道称，在韩国，早期英语教育的结果表明，学生的英语水平比之前更高，这个结果也应该在日本得到了验证。[12]

过去人们认为，双语会对认知产生负面影响。比如，人们认为，由于人们使用语言进行思考，双语人不清楚应该用哪种

⊖ 输入量指的是学习者接触到的目标语言的数量或质量，包括听力、阅读、对话等各种方式。——译者注

语言进行思考，可能无法进行深度思考。特别是在日本，这种观念的影响很大，单语主义观念根深蒂固。然而，最近的研究表明，双语儿童在认知方面表现更出色，而且据说双语老年人更不容易患认知症。

2019 年的一项美国调查报告指出，经济贫困和社会阶层对学业成绩的影响在双语人群中得到了缓解。该调查分析了幼儿园和一年级学生的人口统计数据和智力评估，共涵盖了 18200 名受访者。这是迄今为止规模最大的关于双语优势的调查，覆盖了比其他研究更多样的社会经济地位。结果显示，尽管依然存在社会经济地位较低家庭儿童在认知测试中得分较低的现象，但在这一群体中，家庭使用第二语言的儿童得分较单语家庭的儿童更高。据认为，说多种语言有助于提高专注力等智力技能及处理多个任务的能力，这支持了双语优势的观点。然而，这项研究没有包含关于双语调查参与者学习各语言的时间和使用频率等详细信息。在没有这些信息的情况下，讨论双语对认知能力的影响就会变得困难。此外，流行病学研究表明，相较于美国本土出生的公民，移民更健康，这被称为"健康移民效应"，而一些观点认为这种效应也对认知能力产生了影响。[13]

② 什么是外语学习适应性？

学习外语的天赋和不足是我们通过经验可以感知到的，但究竟哪些人更适合学习外语呢？关于外语学习个人差异的研究积累了很多，结果认为以下类型的学习者更容易成功学习外语：①年轻人；②母语与目标语相似；③具有较高的外语学习适应能力；④动机强烈；⑤采用了有效的学习方法。教师在其中扮演的角色集中在第四点和第五点，教师需要提高学习者的动机，并设计出有效的学习方法。

接下来，让我们考虑一下什么是外语学习适应能力。研究此领域的学者在评估外语学习适应能力时通常使用的是能力测试，其中著名的测试之一是美国国务院开发的用于决定谁适合学习外语的最新语言适应性测试（Modern Language Aptitude Test，简称 MLAT）。测试开发过程中提取出的三种能力分别是：①语言分析能力（理解语言的语法和规则的能力）；②听力识别能力（听懂并记住声音的能力）；③记忆力（记忆能力）。

综合各种适应性研究的结果，可以得出以下结论：①智商和适应性之间存在相当重叠，但也存在语言学习特有的适应性；②过了青春期开始学习外语的成功者，记忆力较好，倾向于依赖记忆；③将适应性与学习方法相匹配是有效的。第三点对于英语教育至关重要。有一项研究根据学生的语言分析能力和记忆力将被试分为两组，一半上语法为中心的课程，一半上记忆为中心的课程。结果表明，记忆力强的学生在记忆为中心的课程中表现得更好，而语言分析能力强的学生在语法为中心的课程中表现得更好。这样根据学习适应性进行的教学虽然在集体教学中难以实施，但为了让具有不同适应性的学生都能有效学习，教师需要进行巧妙的设计。

首先，适应性测试本身存在着歧视色彩，会导致"能力强"的学生和"能力弱"的学生被区分对待。在此，我们需要指出如何处理适应性测试的注意事项。外语学习的适应性本质上并不是"有"或"无"的问题，而是相对高或低的问题。此外，作为代表适应性测试的 MLAT 是为了预测快速进步而设计的测试，并不适用于长期学习。许多外语非常熟练的人在学习初期可能表现平凡，因此需要注意适应性高低只是预测学习速度快慢的因素，而不是决定性的因素。[12]

③ 小学英语学习的关键要素

有关第二语言学习的研究表明，儿童自然习得外语的能力高于成人。这是因为他们能够自然地处理输入，潜在地学习外语，而不像成人那样显性地学习。此外，研究还指出，强迫学习输出而不提供足够的输入可能会带来负面影响。因此，小学阶段采用基于输入模型的教学方法可能是最合适的。具体而言，白井[12]推荐了阿舍尔（Asher）的全身反应教学法和莱特博恩（Lightbown）等人的自主阅读教育。这两种方法已经被证明具有显著的效果，并且适用于小学阶段的学习。针对日本小学低年级的研究指出，初期的英语学习以输入为中心是有效的。

全身反应教学法主要是教师通过命令指导学生，学生根据指令做出动作。这种方法利用了语言理解通过动作促进的特点。这本书已经讨论过，阅读和书写的根基在于序列动作（参见第5章），并且已经证明运动经验可以促进语言理解。理解表达动作的语言会通过左运动前区腹侧部的经验依赖性活动得到促进。此外，听命令是一种以动词为中心的语言活动，因此学生通过听英语并预测下一个语言要素来培养预测能力，促进对文本结构的理解。然而，如果学习是以名词为中心的话，学生可能只记住单词而没有习得英语的结构。

自主阅读教育是指提供大量简单英语阅读材料，并允许学生在听录音的同时自由阅读的学习活动。它最初使用的是图画书等无须语言信息即可理解的教材，然后逐渐增加更多依赖语言的内容。这样，小学英语教学强调输入，同时强调语言和动作之间的联系。

文学教材促进对他人的理解

截至 2022 年，随着学习指导方针和大学入学考试的变革，日本高中的国语科教育对待文学作品作为教材的态度发生了明显的变化。教科书中，夏目漱石和森鸥外等作家的作品正逐渐消失。夏目漱石和森鸥外将日本自江户时代以前的古典文学和明治时代以后的西方文学融合在一起，对现代日本书面语的形成产生了深远影响。然而，尽管如此，他们的作品正受到国语科教育的忽视。在这里，我想从日本高中的国语科和英语科教育的差异与相似性的角度出发，探索应有的国语科和英语科的模样。

正如人们所说，"阅读、书写、算数"是学校教育的第一步，而"读写"在国语科和英语科中都扮演着同样的角色。两者的不同在于是否具备会话能力。在国语科中，学生在入学时已经具备相当的母语会话能力，而在学习"读写"之余，英语科同时进行"读写"和口语的学习。因此，在国语科中，学生要提升交际能力，就必须在提高"读写"能力的同时丰富交际内容。

日本战后的高中国语课程已经将文学作品从"欣赏"转变为"阅读"。[14]然而，最近，教材阅读的比重减少了，更多地倾向于培养沟通能力。虽然没有人反对培养沟通能力，但许多现代文学和国语教育的研究者对日本高中国语课程的重心从文学教材的阅读转向沟通能力的培养表示怀疑。例如，日本近代文学研究者红野谦介质疑，那些在人生中最为多愁善感、怀抱烦恼和自卑感的高中生在课堂上应该讨论些什么。他指出，为了能够交流，内容是必要的。红野认为，通过解读前人的优秀文章来加深对异质他者的理解，并思考社会的构建，对于日本高中国语课程来说是最重要的。[15]中岛敦的《山月记》[16]正是这样一种完美的教材。

正如第 11 章所述，中学和高中时期，承担未来展望和内省的前额叶皮质神经回路被重新编排，人们在探索自己与社会的位置。特别是在试图把握生活方式的阶段，深化对于异质他者的理解，思考社会的构建的教材是至关重要的。承担起文章阅读学习，作为理解人类和社会认知的基础的国语和英语科目责任重大。解读优秀文章的能力与表达能力之间存在着紧密的联系，分离这两种能力，过度强调信息化社会下的沟通能力是危险的。如今，更适合表达为数字化社会，而不是信息化社会，面对面的意见交流场景极为稀缺。因此，国语课程的文学教材需要培养想象力以模拟各种他者的情感和立场。

这也适用于高中的英语教育。从初中到高中，英语的阅读、写作和口语学习一直在同时进行，但最近更加注重口语。然而，英语教育不仅仅是指用于问候或购物时的口语，当试图进行一

定程度的辩论时，写作能力会成为前提，而且写作和阅读是相
辅相成的关系。从这个角度来看，通过观察日本战后英语教育
中经常使用的毛姆的作品，我们可以看到，他通过对比经济蓬
勃发展的美国大城市和原始的塔希提岛，经常在作品中描绘那
些厌恶在繁忙大都市中苦苦工作的职场人士（例如，《月亮与六
便士》[17]和《爱德华·巴纳德的堕落》[18]），这些人物形象的出现
引发了这样一个思考：同一种生活方式在从大都市的角度看和
从边境地区的角度看时，可能呈现出截然相反的印象或观点。
因此，通过文学作品揭示生活的不同侧面，能够促使高中生的
大脑形成多种关于生活方式的神经回路。

　　这样一想，不仅是国语科和英语科，社会科学和自然科学
也应该共同合作，从而实现中等教育促进人类理解和社会认知
的理想目标。比如，鸭长明在《方丈记》[19]的开篇中洞察到人与
世间的变迁："流水无尽，源头非昔。"生物学也将这种变迁看
作是生命现象中的动态平衡。[20]动态平衡不仅指皮肤和内脏器官，
还包括骨骼和体脂肪的不断更新。生命不断自我毁灭和重塑，
始终处于脆弱的一次性平衡之上。就像在这里将古代文学的主
张与生物学知识相对应一样，我们希望以多层次、多角度的方
式来理解人类和社会。这是一种跨学科的思考，与第 3 章中所
述的"重新学习"（unlearn）思想一脉相承。

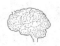

结　语

　　在完成前作《时序的科学》之后撰写本书时，我并没有意识到，直到写作过程中才注意到，本书是一本总论，而前作则是从各个方面展开论述的著作。两者从三年半前开始同时进行撰写，前者涉及"运动控制和学习"的内容，而后者则是关于"人类发展和教育"的内容。它们的共同之处是都聚焦于运动学习、认知学习以及动作和认知的统一论，而对应这种统一论的神经回路则被设想在大脑–小脑系统中。在心理学中，"学习"被认为是后天习得新知识或技能，并持续发生变化的过程；而在神经科学中，"学习"则强调了大脑自身产生的输出与产生的输入之间的关联，以及内部模型的构建。基于这种内部模型，动作预测变得自然而然，教师能够模拟儿童的日常生活情景。

　　我写这本书的动机可以追溯到半个世纪前。那时，教师培训学院里有一些基础医学出身的生理学家，他们除了对体力医学感兴趣，还试图从大脑功能的角度探讨人类的发展和教育问题。从事这些研究的人虽然寥寥无几，但却对我产生了影响。当时，领导运动生理学的猪饲道夫出版了《教育生理学》（第一法规出版社，1968 年），试图从生理学的角度来思考教育问题，但是继承这一遗志的人却寥寥无几。

　　由于生理学涵盖的范围太广，涉及教育的话题太多，因此，本书将焦点放在了从大脑功能的角度探讨教育问题上。关于如何命名这本书，我们苦苦思索了"从大脑功能看人类发展和教育"到"教育神经科学"或"教育脑科学"的标题。专业上来说，"教育神经科学"比"脑科学"更合适，但对于非专业人士来说，"神经"这个词往往会让人联想到疼痛或神经纤维，所以是不是应该用"脑科学"更好呢？最近，出版了一些以"神经科学"为标题的通俗读物，因此我们在犹豫之后，决定尝试一个尚未被广泛认可的新领域，即"教育神经科学"，并且为了让读者能在学习和教学中获得一些日常的指引，我们在副标题中加入了"学习法"的词语，取名为"教育神经科学中的高效学习法"。这实际上也是在呼吁推广"教育神经科学"的理念。

　　我第一次接触神经科学是在大学毕业不久后，当时出版了由藤正男和岛津浩共编的《现代神经科学3：高次脑功能与中枢编程》。这本书汇集了日本旧文部省的特定研究成果，是日本第一套名为"神经科学"的系列丛书中的第一册，也引发了日本神经科学的兴起。神经科学是一个跨学科领域，主要涉及神经解剖学和神经生理学，同时也包括心理学和机器人工程等相关领域。同样，认知科学也是一个跨学科领域，主要围绕认知心理学展开，并包括周边领域，而认知神经科学则是与神经科学有关的一个分支。21世纪以来，一些知名的海外认知神经科学家出版了涉及教育的著作，虽然他们对于发展观和学习观的描述很值得倾听，但由于各国教育政策的不同，对于教育问题的描述仍然存在一些不足，这也是我写这本书的直接动机。

让我们将本书与教育经济学和教育社会学进行比较思考。近年，教育经济学取得了巨大进展，它通过基于证据的分析来评估公共教育支出的效果和效率。然而，许多教育经济学家主要关注经济学方面，未必考虑到基于人类发展的"优质教育是什么"的教育原则，有时候他们的分析可能会脱离"人类发展与教育"的范畴。大多数教育经济学家认为自己是经济学家而不是教育学家，这很可能与他们大多数情况下是经济学院的成员有关。相比之下，许多教育社会学家则隶属于教育学院，并自认为既是社会学家又是教育学家。教育社会学揭示了社会中原本存在的教育差距是如何在不同社会群体之间得以再次重现或继续存在的现象。虽然教育差距的扩大通常被视为不好的事情，但要论证这一点并不那么容易，而教育社会学正在向教育学提出这一论证。

因此，教育学受到了社会学和经济学基于证据的批评，尽管有些摇摆不定，但仍然需要从"人类发展与教育"的角度对教育经济学和教育社会学进行反击。从这个角度来看，教育神经科学的立场与教育社会学相似，它试图同时在教育学和神经科学领域站稳脚跟。

此外，我们还需要具体了解本书对教育的态度。首先，教育神经科学将神经科学的见解与教育学和发展心理学的发展观和学习观相对应，并为其提供生物学根据以加强和扩展。例如，虽然教育学承认了直接经验的重要性，但本书将直接经验替换为主动动作，并通过神经回路在主动动作和被动动作中的差异来为幼儿和儿童的直接经验促进认知的教育原则提供生物学根据。

　　其次，教育神经科学旨在将神经科学中发现的大脑功能作为人类能力重新定位到教育学中，而这在现有的教育学中尚未涉及。从20世纪末到21世纪初，人们发现了不仅儿童而且成年人的神经系统通过经验和学习而发生变化的证据。例如，像步行和奔跑这样的周期性身体活动促进了海马体神经元的新生，而这种新生在超过60岁后仍然可以观察到，这为终身教育提供了神经科学的根据。

　　最后，考虑到从大脑皮质到脊髓、脑干、大脑的依次累积作用，并且这些功能受小脑和基底核的调节，我们在思考教育时倾向于关注涉及大脑皮质的智育。换句话说，按照系统发生的顺序，从古老的脑到新的脑逐步促进个体发育是教育的基础，而大脑的发育则警示我们要避免过早地将注意力集中在幼儿期就涉及大脑皮质功能的"阅读、书写、算数"早期教育上。

　　希望以上这些教育神经科学的见解能成为教育学和所有与教育相关的人们的日常指南。

　　最后，我要感谢编辑部的永野祥子、嘉山范子，铃木哲也主编，以及给予支持和提出了准确意见的理事会。同时，我也要感谢配合我意愿的封面设计师。

　　感受着清晨凉意和窗边金木犀的芬芳，在此向您表达敬意。

　　　　　　　　　　　　　　　　　　　2022 年秋季

参考文献

前言

1. 日本経済新聞（2022, 3/31）東京学芸大学，辻調理師専門学校と連携：敷地に誘致へ.
2. 苫野一徳（2019）「学校」をつくり直す，河出書房新社.
3. Blakemore, S－J., Frith, U.（2005）The learning brain: lessons for education. Blackwell Publishing.
4. Bransford, J. D. et al.（eds）（2000）How people learn: brain, mind, experience, and school. National Academy Press.
5. Dehaene, S.（2021）How we learn: the new science of education and the brain. Penguin Books.

第1章

1. Maguire, E. A. et al.（2000）Navigation-related structural change in the hippocampi of taxi drivers. Proc Nat Acad Sci 97: 4398－4403.
2. Papez, J. W.（1937）A proposed mechanism of emotion. Arch Neurol Psychiatry 38：725－743.
3. 乾信之（2016）巧みさを発達させる幼小体育，渓水社.
4. Blakemore, S－J., Frith, U.（2005）The learning brain: lessons for education. Blackwell Publishing.
5. Constandi, M.（2016）Neuroplasticity. MIT Press.
6. Draganski, B., et al.（2004）Changes in grey matter induced by training. Nature 427: 311－312.
7. Sadato, N. et al.（1996）Activation of the primary visual cortex by Braille reading in blind subjects. Nature 380: 526－528.

8. 小島比呂志編（2014）脳とニューロンの生理学：情報伝達・発生・意識，丸善出版.

9. Inui, N. et al. (2011) Dynamic changes in the perceived posture of the hand during ischaemic anaesthesia of the arm. J Physiol 589: 5775 – 5784.

10. Inui, N. et al. (2012) Systematic changes in the perceived posture of the wrist and elbow during formation of phantom hand and arm. Exp Brain Res 218: 487 – 492.

11. Masumoto, J., Inui, N. (2015) Visual and proprioceptive adaptation of arm position in a virtual environment. J Mot Behav 47: 483 – 489.

12. Iriki, A. et al. (1996) Coding of modified body schema during tool use by macaque postcentral neurons. Neuroreport 7: 2325 – 2330.

第2章

1. Sherrington, C. S. (1940) Man on his nature. Cambridge University Press.

2. Pavloy, I. P (1927, 川村訳, 1975) 大脳半球の働きについて：条件反射学，上・下，岩波書店.

3. Hebb, D. O. (1949, 鹿取ほか訳, 2011) 行動の機構：脳メカニズムから心理学へ，上・下，岩波書店.

4. Davies, J. A. (2014, 橘訳, 2018) 人体はこうしてつくられる：ひとつの細胞から始まったわたしたち，紀伊國屋書店.

5. LeDuox, J. (2002, 森，谷垣訳, 2004) シナプスが人格をつくる：脳細胞から自己の総体へ，みすず書房.

6. Jones, E. G., Powell, T. P S. (1970) An anatomical study of converging sensory pathways within the cerebral cortex of the monkey. Brain 93: 738 – 820.

7. 小島比呂志編（2014）脳とニューロンの生理学：情報伝達・発生・意識，丸善出版.

8. Ito, M. (1984) The cerebellum and neural control. Raven Press.

9. 伊藤正男（1989）大脳と小脳，生体の科学，40（2）：82 – 89.

10. 小川洋子（2003）博士の愛した数式，新潮社.

11. 久保田競（1982）手と脳：脳の働きを高める手，紀伊國屋書店.

12. 望月寛子（2008）手続き記憶の神経基盤，Brain and Nerve 60（7）：825 – 832.

第3章

1. Polanyi, M. (1966, 佐藤訳, 1980) 暗黙知の次元：言語から非言語へ, 紀伊國屋書店.

2. 乾信之 (2022) タイミングの科学：脳は動作をどうコントロールするか, 京都大学学術出版会.

3. Ryle, G. (1949) The concept of mind. Hutchinson.

4. Ito, M. (1970) Neurophysiological aspects of the cerebellar motor control system. Internat J Neurol 7: 162 – 176.

5. Vygotsky, L. S. (1934, 柴田訳, 2001) 思考と言語（新訳版）, 新読書社.

6. 佐伯胖 (1984) わかり方の根源, 小学館.

7. 大田堯 (1979) 人間が発達するとはどういうことか, 岩波講座：子どもの発達と教育3 発達と教育の基礎理論, 岩波書店.

8. Wolpert, D. M. et al. (2013) The organization and planning of movement. In Kandel, E, et al. (eds) Principles of neural science. McGraw Hill, pp. 743 – 767.

9. 月本洋 (2010) 心の発生：認知発達の神経科学的理論, ナカニシヤ出版.

10. Winstein, C. J., Schmidt, R. A. (1990) Reduced frequency of knowledge of resultsd enhances motor skill learning. J Exp Psychol: Learn Mem Cogn 16: 677 – 691.

11. Dehaene, S. (2021) How we learn: the new science of education and the brain. Penguin Books.

12. 大江健三郎 (2012) 定義集, 朝日新聞社.

13. Healy, C. C. (1993) Discovery courses are great in theory, but…, In Schwartz, J. L. et al. (eds) The geometric supposer: what is it a case of? Routledge, pp. 85 – 104.

14. 齋藤美保 (2021) キリンの保育園：タンザニアでみつめた彼らの仔育て, 京都大学学術出版会.

15. 生田久美子 (1987)「わざ」から知る, 東京大学出版会.

第4章

1. Dehaene, S. (2021) How we learn: the new science of education and the brain. Penguin Books.

2. 伊藤正男 (1991) 脳と行動 (改訂版), 放送大学教育振興会.

3. Posner, M. I. (1978) Chronometric explorations of mind. Oxford University press.

4. Gazzaniga, M. S. et al. (2014) Cognitive neuroscience: the biology of the mind. 4th ed., W. W. Norton & Company.

5. Klingberg, T. (2007, 苧阪訳, 2011) オーバーフローする脳: ワーキングメモリの限界への挑戦, 新曜社.

6. 船橋新太郎 (2005) 前頭葉の謎を解く, 京都大学学術出版会.

7. Hoffman, E. (2009, 早川監訳, 2020) 時間, みすず書房.

8. 鳥居鎮夫 (1987) 夢を見る脳: 脳生理学からのアプローチ, 中央公論社.

9. Wulf, G. (2007) Attention and motor skill learning, Human Kinetics.

第5章

1. Miller, G. A. (1956) The magical number seven, plus or minus two: some limits on our capacity of processing information. Psychol Rev 63: 81 – 97.

2. Chase, W. G., Simon, H. A. (1973) Perception in chess. Cogn Psychol 4: 55 – 81.

3. 伊藤毅志, 松原仁 (2015) 突き抜ける人の思考: 羽生善治の将棋観, 諏訪・堀 (編) 一人称研究のすすめ: 知能研究の新しい潮流, 近代科学社.

4. von Weizsacker, V. (1950, 木村・浜中訳, 1975) ゲシュタルトクライス: 知覚と運動の一元論, みすず書房.

5. Rizzolatti, G., Craighero, L. (2004) The mirror – neuron system. Annu Rev Neurosci 27: 169 – 192.

6. 港千尋 (2001) 第三の眼: デジタル時代の想像力, 廣済堂出版.

7. 萬年甫 (1991) 脳の探求者ラモニ・カハール: スペインの輝ける星, 中央公論社.

8. Chan – Palay, V. (1977) Cerebellar dentate nucleus, Springer.

9. 岩村吉晃 (2001) タッチ, 医学書院.

10. 乾信之 (2016) 巧みさを発達させる幼小体育, 渓水社.

11. Walk, R. D., Gibson, E. J. (1961) A comparative and analytical study of visual depth perception. Psychol Monogr 75, No. 15.

12. Campos, J. J. et al. (1970) Cardiac responses on the cliff in prelocomotor hunan infants. Science 170:196 – 197.

13. Ishikawa, T. et al. (2008) Wayfinding with a GPS based mobile navigation system: a comparison with maps and direct experience. J Environ Psychol 28: 74 – 82.

14. Gandevia, S. C. et al. (2006) Motor commands contribute to human position sense. J Physiol 571: 703 – 710.

15. 伊藤正男 (1984) 小脳研究の最前線, 臨床神経科学, 2 (1), 22 – 27.

16. Penfield, W. and Welch, K. (1951) The supplementary motor arca of the cerebral cortex: a clinical and experimental study. Arch Neurol Psychiatry 66: 289 – 317.

17. Roland, P. E. et al. (1980) Supplementary motor area and other cortical area in organization of voluntary movenents in man. J Neurophysiol 43: 118 – 136.

18. 丹治順 (2009) 脳と運動: アクションを実行させる脳, 第 2 版, 共立出版.

19. 長崎浩 (1997) からだの自由と不自由: 身体運動学の展望, 中央公論.

20. 乾信之 (2022) タイミングの科学: 脳は動作をどうコントロールするか, 京都大学学術出版会.

21. 佐々木正人, 渡辺章 (1983)「空書」行動の出現と機能: 表象の運動感覚的な成分について, 教育心理学研究, 31, 4, 273 – 282.

22. 佐々木正人 (1984)「空書」行動の発達: その出現年齢と機能の分化, 教育心理学研究, 32, 1, 34.43.

23. Blakemore, S. – J., Frith, U. (2005) The learning brain: lessons for education. Blackwell Publishing.

24. 森田真生 (2015) 数学する身体, 新潮社.

25. Cross, E. S., Calvo-Merino, B. (2016) The impact of action expertise on shared representations. In Obhi, S. S., Cross. E. S. (eds) Shared representations, Cambridge University Press, pp. 541－562.

26. Gallese, V., Lakoff, G. (2005) The brain's concept: the role of the sensorymotor system in conceptual knowledge. Cogn Neuropsychol 22: 455－479.

27. Gallagher, S. (2000) Philosophical conceptions of the self: implications for cognitive science. Trends Cogn Sci: 4, 14－21.

28. Kontra, C. et al. (2012) Embodied cognition: from the playing field to the classroom. In Hodges, N. J., Williams, A. M. (eds) Skilled acquisition in sport. Second ed., Routledge, pp. 323－336.

第6章

1. Wiener, N. (1961, 池原ほか訳, 1962) サイバネティックス：動物と機械における制御と通信, 第2版, 岩波書店.

2. 石牟礼道子 (1969) 苦海浄土：わが水俣病, 講談社.

3. Fitts, P. M., Posner, M. I. (1967) Human performance. Brooks/Cole.

4. Sasaki, K., Gemba, H. (1982) Development and change of cortical field potentials during learning processes of visually initiated hand movements in the monkey. Exp Brian Res, 48: 429－437.

5. 乾信之 (2022) タイミングの科学：脳は動作をどうコントロールするか, 京都大学学術出版会.

6. Bernstein, N. A. (1967) The coordination and regulation of movements. Pergamon Press.

7. Schmidt, R. A. (1991) Motor learning and performance: form principles to practice. Human Kinetics.

8. Annet, J. (1969, 増山, 市村訳, 1974) フィードバックと人間行動：結果の知識と誘因と強化が学習とパフォーマンスに及ぼす効果, 岩崎学術出版社.

9. Dunlosky, J. et al. (2013) Improving students' learning with effective learning techniques: promising directions from cognitive and educational psychology. Psychol Sci 14 (1): 4－58.

第7章

1. 小川太郎（1952）日本の子ども，金子書房.
2. 正木健雄（1979）子どもの体力，大月書店.
3. Mascetti，G. G.（2019，千葉訳，2019）片目を開けて眠る動物たち：半球睡眠，日経サイエンス49（10）：84－89.
4. 櫻井武（2017）睡眠の科学：なぜ眠るのか なぜ目覚めるのか，改訂新版，講談社.
5. 津本忠治（1986）脳と発達：環境と脳の可塑性，朝倉書店.
6. Moruzzi，G.，Magoun，H. W.（1949）Brain stem reticular formation and activation of the EEG. Electroencephalog Clin Neurophysiol 1：455－473.
7. 鳥居鎮夫（1987）夢を見る脳：脳生理学からのアプローチ，中央公論社.
8. Dehaene，S.（2021）How we learn：the new science of education and the brain. Penguin Books.
9. Jensen，F（2015，野中訳，2015）10代の脳：反抗期と思春期の子どもにどう対処するか，文藝春秋.
10. 堀忠雄（2000）快適睡眠のすすめ，岩波書店.

第8章

1. Anderson，D. I. et al.（2012）Critical periods，sensitive periods，and readiness for motor skill learning. In Hodges，N. J. & Williams，A. M.（eds.）Skill acquisition in sport：research，theory and practice. Second ed.，Routledge，pp. 211－228.
2. Constandi，M.（2016）Neuroplasticity. MIT Press.
3. Bower，T.（1977）The perceptual world of the child. Harvard University Press.
4. 小島比呂志編（2014）脳とニューロンの生理学：情報伝達・発生・意識，丸善出版.
5. 津本忠治（1986）脳と発達：環境と脳の可塑性，朝倉書店.
6. 鈴木忠（2021）チャイルド・アートの発達心理学：子どもの絵のへんてこさには意味がある，新曜社.

7. Morris, D.（1962, 小野訳, 1975）美術の生物学：類人猿の画かき行動, 法政大学出版局.

8. Gibson, J. J.（1979）The ecological approach to visual perception. Lawrence Erlbaum Associates.

9. 森元良太, 田中泉史（2016）生物学の哲学入門, 勁草書房.

10. 更科功（2019）若い読者に贈る美しい生物学講義：感動する生命のはなし, ダイヤモンド社.

11. 明和政子（2019）ヒトの発達の謎を解く：胎児期から人類の未来まで, 筑摩書房.

12. 森田馬三郎（1988）遊び, 現代教育学事典, 労働旬報社.

13. Diamond, M. C.（1988, 井上, 河野訳, 1990）環境が脳を変える, どうぶつ社.

14. Sanes, J. R., Jessell, T. M.（2013）Experience and the refinement of synaptic connections. In Kandel, E. et al.（eds）Principles of neural science. McGraw Hill, pp. 1257 – 1283.

15. Nerlson, C. A. et al.（2014）Romania's abandoned children, Harvard University Press.

16. Dehaene, S.（2021）How we learn: the new science of education and the brain. Penguin Books.

17. Windsor, J. et al.（2011）Effect of foster care on young chlidren's language learning. Child Dev 84: 1040 – 1046.

18. Vygotsky, LS.（1934, 柴田訳, 2001）思考と言語（新訳版）, 新読書社.

19. Bruner, J. S.（1960, 鈴木ほか訳, 1963）教育の過程, 岩波書店.

20. Watanabe, D. et al.（2007）The effect of early musical training on adult motor performance: evidence for a sensitive period in motor learning. Exp Brain Res 176: 332 – 340.

21. Habib, M., Besson, M.（2009）What do music training and musical experience teach us about brain plasticity? Music Percept 26: 279 – 285.

22. Blanksby, B. A. et al.（1995）Children's readiness for learning front craw swimming. Aust J Sci Med Sport 27: 34 – 37.

第 9 章

1. Constandi, M. (2016) Neuroplasticity. MIT Press.

2. Huttenlocker, P. R. , Dabholkar, A. S. (1997) Regional differences in synaptogenesis in human cerebral cortex. J Comp Neurol 387: 167 – 178.

3. Blakemore, S. – J. , Frith, U. (2005) The learning brain: lessons for education. Blackwell Publishing.

4. 大隅典子（2017）脳の誕生：発生・発達・進化の謎を解く，筑摩書店.

5. Barrett, K. E. et al. (2010) Ganong's Review of medical physiology. McGraw Hill.

6. 多和田葉子（2014）献灯使，講談社.

7. 加藤直樹（1987）少年期の壁をこえる：九，十歳の節を大切に，新日本出版社.

8. Yakovlev, P. I. , LeCours, A. – R. (1967) The myelogenetic cycles of regional maturation of the brain. In Minkowski, A. (ed) Regional development of the brain in early life, Blackwell, pp. 3 – 70.

9. Amemiya, K. et al. (2019) Local – to – distant development of the cerebrocerebellar sensorimotor network in the typically developing human brain: a functional and diffusion MRI study. Brain Struct Funct 224: 1359 – 1375.

10. Eriksson, PS. et al. (1998) Neurogenesis in the adult human hippocampus. Nat Med 4: 1313 – 1317.

11. van Praag, H. et al. (1999a) Running enhances neurogenesis, learning, and longterm potentiation in mice. Proc Natl Acad Sci 96: 13427 – 13431.

12. van Praag, H. et al. (1999b) Running increases cell proliferation and neurogenesis in adult mouse dentate gyrus. Nat Neurosci 2: 266 – 270.

13. 久恒辰博（2010）なぜ，歩くと脳は老いにくいのか，PHP.

14. Ericksson, K. I. , Kramer, A. F. (2009) Aerobic exercise effects on cognitive and neural plasticity in order adults. Br J Sports Med 43: 22 – 24.

15. Raichlen, R. A. , Alexander, G. E. (2020) Why your brain needs exercise. Sci Am 322: 1, 26 – 31.

第 10 章

1. 島崎敏樹（1974）生きるとは何か，岩波書店.

2. Luria, A. R.（1973, 鹿島訳, 1978）神経心理学の基礎：脳のはたらき，医学書院.

3. LeDuox, J.（2002, 森，谷垣訳, 2004）シナプスが人格をつくる：脳細胞から自己の総体へ，みすず書房.

4. 船橋新太郎（2005）前頭葉の謎を解く，京都大学学術出版会.

5. Huttenlocker, P. R., Dabholkar, A. S.（1997）Regional differences in synaptogenesis in human cerebral cortex. J Comp Neurol 387: 167 – 178.

6. Blakemore, S. – J., Frith, U.（2005）The learning brain: lessons for education. Blackwell Publishing.

7. Jensen, F.（2015, 野中訳, 2015）10 代の脳：反抗期と思春期の子どもにどう対処するか，文藝春秋.

8. 朝日新聞（2022, 1/21）「生き方，一つじゃない」子どもに伝えて.

9. 朝日新聞（2021, 3/2）小中学校で精神疾患を教えて.

10. 貞広斎子（2022, 2/1）学校システムの再構築：公教育費に傾斜配分導入を，日本経済新聞.

11. 朝日新聞（2021, 12/22）「心の病」休職，公立校なお5 千人超.

12. 朝日新聞（2021, 11/29）教員足りぬ「未配置」実態は.

13. 日本経済新聞（2022, 2/1）公立校，教員不足 2500 人超.

14. 週刊東洋経済（2022, 7/23, 第 7064 号）特集：学校が崩れる.

15. 苅谷剛彦（1995）大衆教育社会のゆくえ：学歴主義と平等神話の戦後史，中央公論社.

16. 中澤渉（2018）日本の公教育：学力・コスト・民主主義，中央公論新社.

17. プレイディみかこ（2019）ぼくはイエローでホワイトで，ちょっとブルー，新潮社.

18. Constandi, M.（2016）Neuroplasticity. MIT Press.

19. 西谷修（2020）私たちはどんな世界を生きているか，講談社.

20. 朝日新聞（2021, 9/22）「絶望死」増えゆく米国（A. Deatonへのインタビュー）.

21. 村田沙耶香（2016）コンビニ人間，文藝春秋.

22. 斎藤幸平（2021）ドイツで得た「コモン」の発想，日本経済新聞（12/11）.

23. 宇沢弘文（2000）社会的共通資本，岩波書店.

24. 岩田正美（2021）生活保護解体論：セーフティネットを編みなおす，岩波書店.

第11章

1. Chaplin, C. (1964, 中野訳, 1981) チャップリン自伝：若き日々，上・中・下，新潮社.

2. 明和政子（2019）ヒトの発達の謎を解く：胎児期から人類の未来まで，筑摩書房.

3. Barrett, K. E. et al. (2010) Ganong's Review of medical physiology. McGraw Hill.

4. Linden, D. J. (2015, 岩坂訳, 2016) 触れることの科学：なぜ感じるのかどう感じるのか，河出書房新社.

5. Constandi, M. (2016) Neuroplasticity. MIT Press

6. 友田明美（2017）子どもの脳を傷つける親たち，日本放送出版協会.

7. Mayer, E. (2016, 高橋訳, 2018) 腸と脳：体内の会話はいかにあなたの気分や選択や健康を左右するか，紀伊國屋書店.

8. Brodal, P. (2016) The central nervous system. Fifth ed., Oxford University Press.

9. 夏目漱石（1906/1987）草枕，夏目漱石全集3，筑摩書房.

10. 神谷美恵子（1966）生きがいについて，みすず書房.

11. Damasio, A. R. (1994, 田中訳, 2010) デカルトの誤り：情動，理性，人1間の脳，筑摩書房.

12. 信原幸弘（2017）情動の哲学入門：価値・道徳・生きる意味，勁草書房.

13. LeDoux, J. E., Damasio, A. R. (2013) Emotion and feelings. In Kandel, E. et al. (eds) Principles of neural science. McGraw Hill, pp. 1079 – 1094.

14. Inui, N. (2018) Interpersonal coordination: a social neuroscience approach. Springer Nature.

15. Winston, J. S. et al. (2002) Automatic and intention brain responses during evaluation of trustworthiness of faces. Nat Neurosci 5: 277 – 283.

16. Phelps, E. A. et al. (2000) Performance on indirect measures of race evolution predicts amygdala activation. J Cogn Neurosci 12: 729 – 738.

17. Phelps, E. A. et al. (2003) Intact performance on an indirect measure of race bias following amygdala damage. Neuropsychologia 41: 203 – 208.

18. Cunningham W. A. et al. (2004) Separable neural components in the processing of black and white faces. Psychol Sci 15: 806 – 813.

19. LeDuox, J. (2002, 森, 谷垣訳, 2004) シナプスが人格をつくる: 脳細胞から自己の総体へ, みすず書房.

20. James, H. (1888, 行方訳, 2017) 嘘つき, ヘンリー・ジェイムス傑作選, 講談社, pp. 195 – 284.

21. Ramachandran, V. S., Blakeslee, S. (1998) Phantoms in the brain: probing the mysteries of the human mind. William Morrow.

第12章

1. Blakemore, S. – J., Frith, U. (2005) The learning brain: lessons for education. Blackwell Publishing.

2. Pinker, S. (1994, 椋田訳, 1995) 言語を生みだす本能, 上・下, 日本放送出版協会.

3. Ferguson, C. A. (1966) Assumptions about nasals: a sample study in phonological universals. In Greenberg, J. (ed.) Universals of language. Second ed., MIT Press. pp. 53 – 60.

4. 三上章充 (2009) 言語野, 小澤・福田編, 標準生理学, 第7版, 医学書院, pp. 471 – 472.

5. Constandi, M. (2016) Neuroplasticity. MIT Press.

6. Geschwind, N., Levitsky, W. (1968) Human brain: left – right asymmetries in temporal speech region. Science 161: 186 – 187.

7. 白井恭弘 (2013) ことばの力学: 応用言語学への招待, 岩波書店.

8. 斉藤道雄 (2016) 手話を生きる: 少数言語が多数派日本語と出会うところで, みすず書房.

9. 酒井邦嘉 (2002) 言語の脳科学: 脳はどのようにことばを生みだす

か，中央公論新社.

10. Sakai，K. L. et al.（2005）Sign and speech：amodal commonality in left hemisphere dominance for comprehension of sentences. Brain 128: 1407 – 1417.

11. 林原洋一（2004）子どもの脳の発達 臨界期・敏感期：早期教育で知能は大きく伸びるのか?，講談社.

12. 白井恭弘（2012）英語教師のための第二言語習得論入門，大修館書店.

13. Hartanto，A. et al.（2019）Bilingualism narrows socioeconomic disparities in executive functions and self-regulatory behaviors during early childhood: evidence from the early childhood longitudinal study. Child Dev 90: 1215 – 1235.

14. 幸田国広（2021）国語教育は文学をどう扱ってきたのか，大修館書店.

15. 紅野謙介（2020）国語教育 混迷する改革，筑摩書房.

16. 中島敦（1942/1994）山月記・李陵，岩波書店.

17. Maugham，W. S.（1919，土屋訳，2008）月と六ペンス，光文社.

18. Maugham，W. S.（1921，行方訳，2008）エドワード・バーナードの転落，モーム短篇選（上），岩波書店，pp. 5 – 70.

19. 鴨長明（1212/2018）方丈記，光文社.

20. 福岡伸一（2007）生物と無生物のあいだ，講談社.